食こそ最高の薬になる

食改善アドバイザー
成田和子
NARITA KAZUKO

飛鳥新社

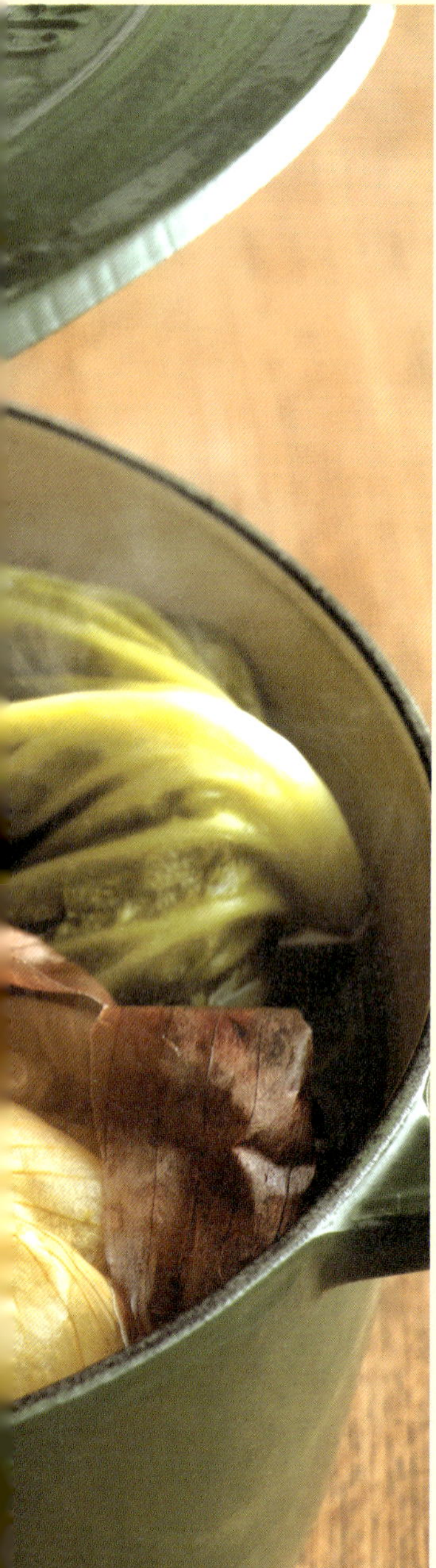

まるごと野菜スープ

からだの不調にお悩みの方にまずおすすめしたいのが
季節の野菜を使う「まるごと野菜スープ」です。
皮もむかずにまるごと煮込んで作ります。
なぜなら野菜の皮やへた、茎、根、種には
中身以上に豊富な栄養が含まれているからです。
本書ではその効能をはじめ
作り方やアレンジレシピもご紹介します。（P38を参照）

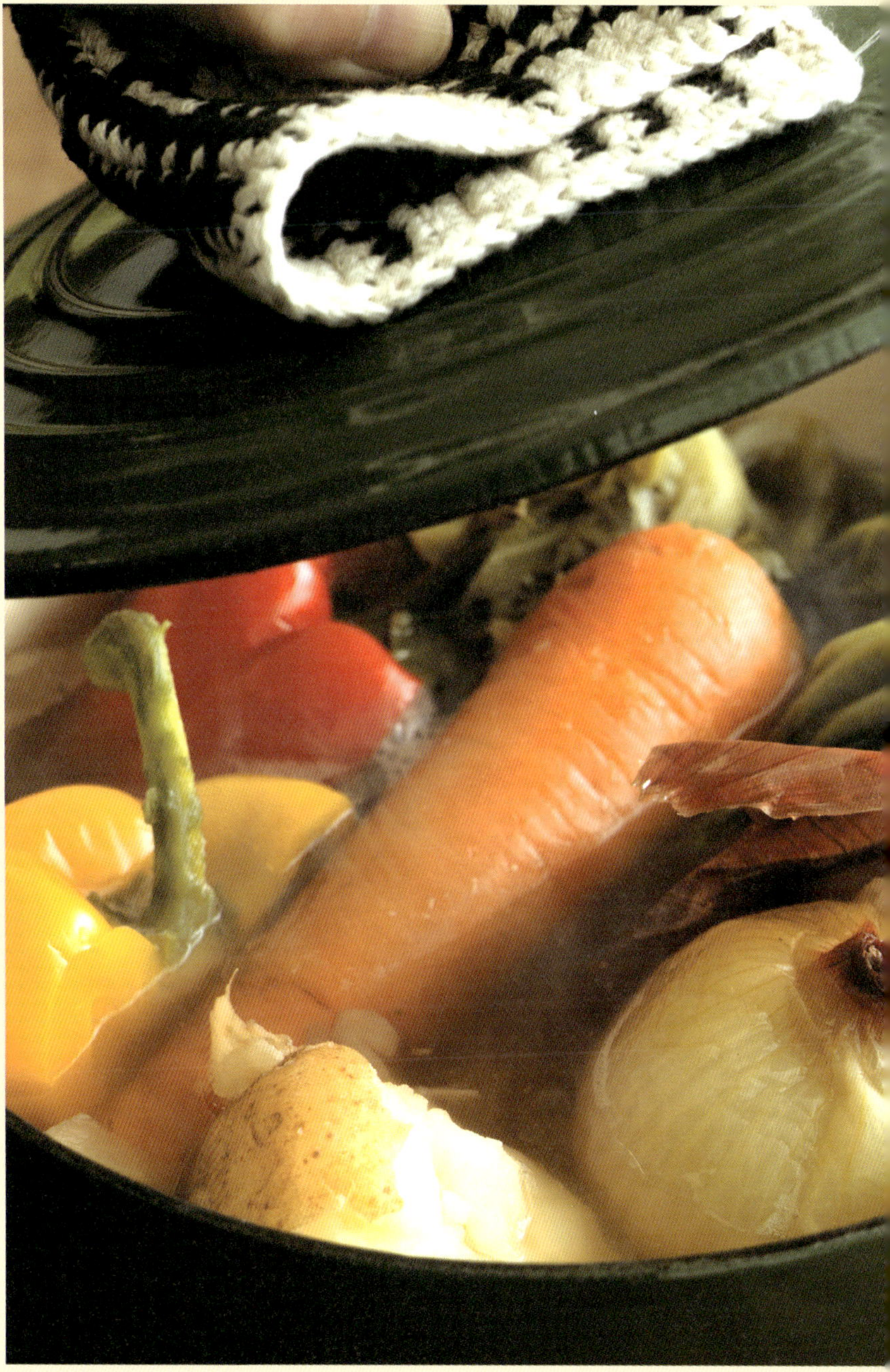

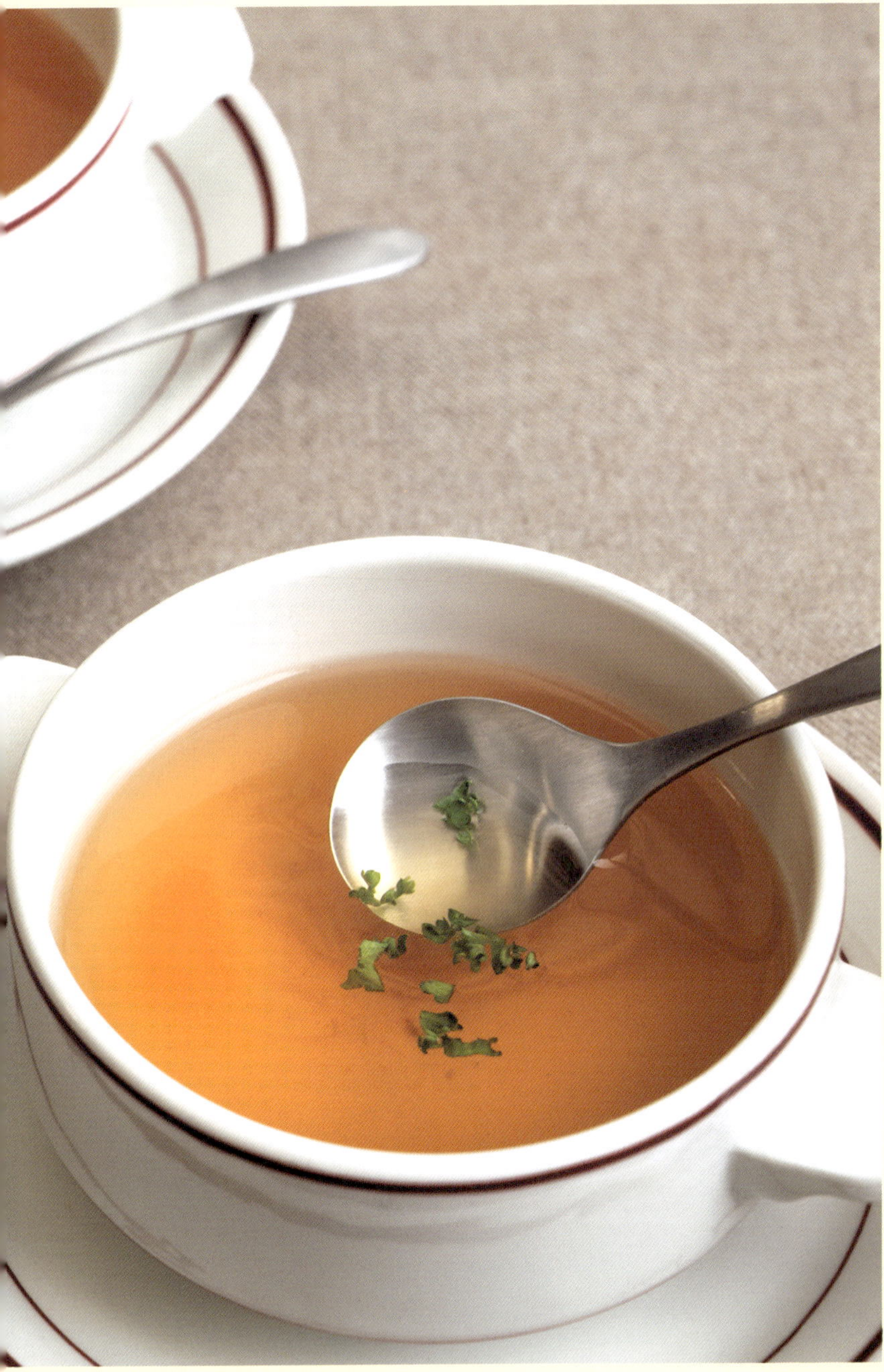

「まるごと野菜スープ」から
スープだけを抽出した
調味料いらずのオリジナルスープ。
野菜のうま味がしっかり染み出して
いるから野菜本来の味を楽しめます。
この一品でからだも心も
満ち足りた気分になります。
お好みでパセリを散らして。

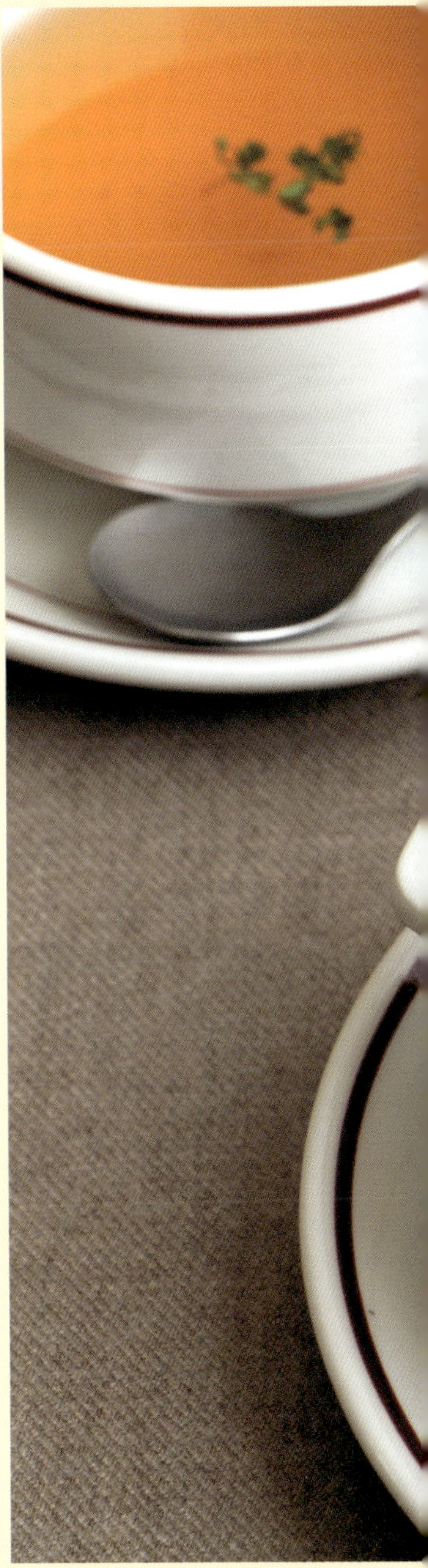

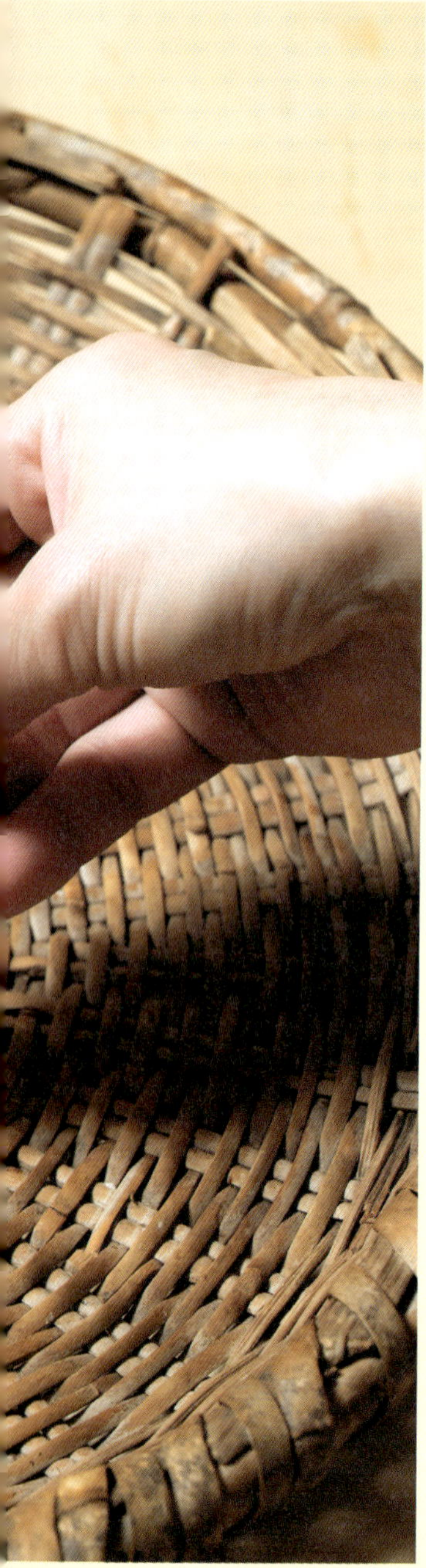

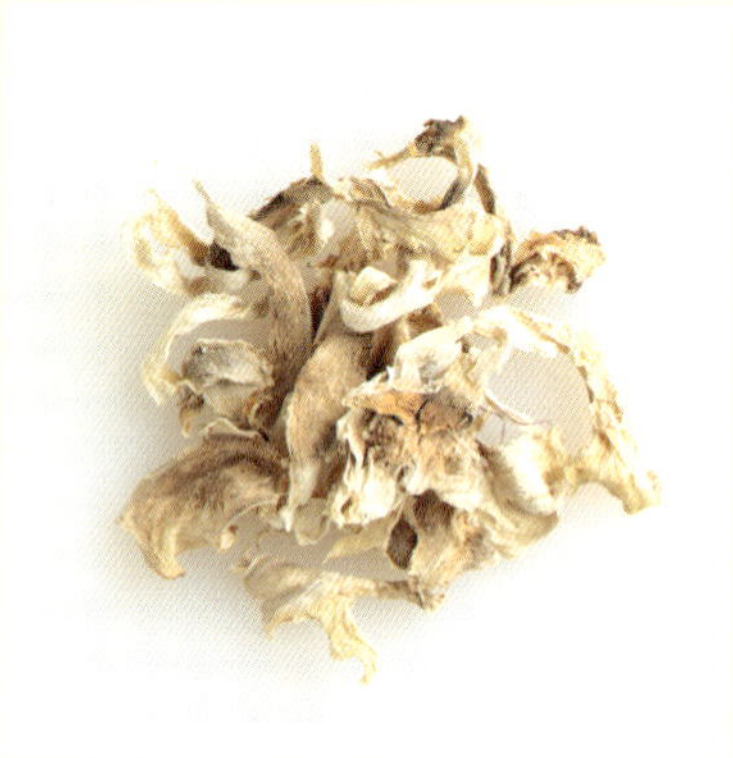

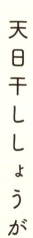

天日干ししょうが

冷え取りの代表食材ともいえるしょうが。
漢方でも干ししょうがは生薬に使われています。
天日干しにすると保存がきくので
常備しておくと便利です。
スープや紅茶にひとかけ入れると
身も心もほっと温まりますよ。（P76を参照）

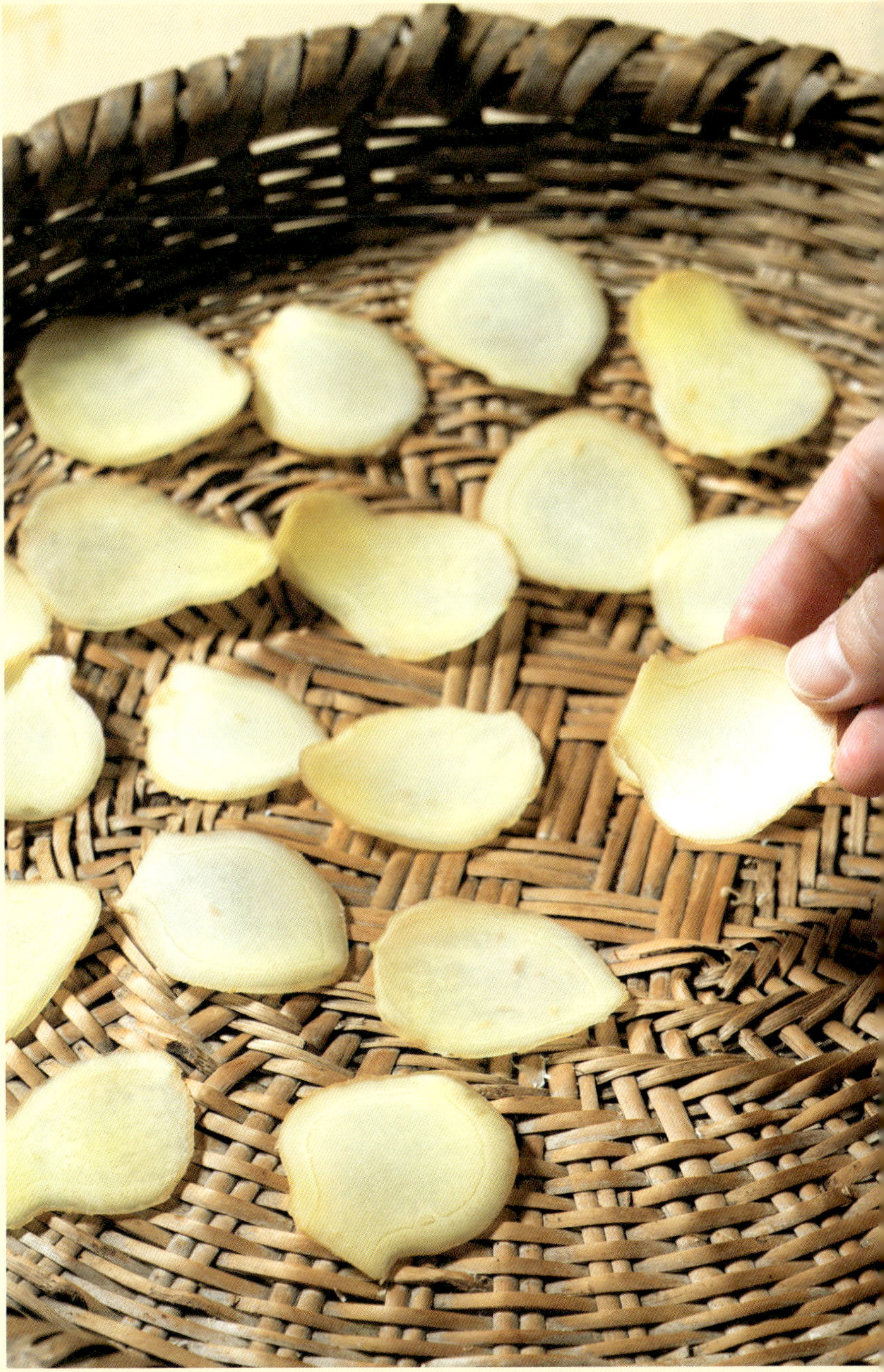

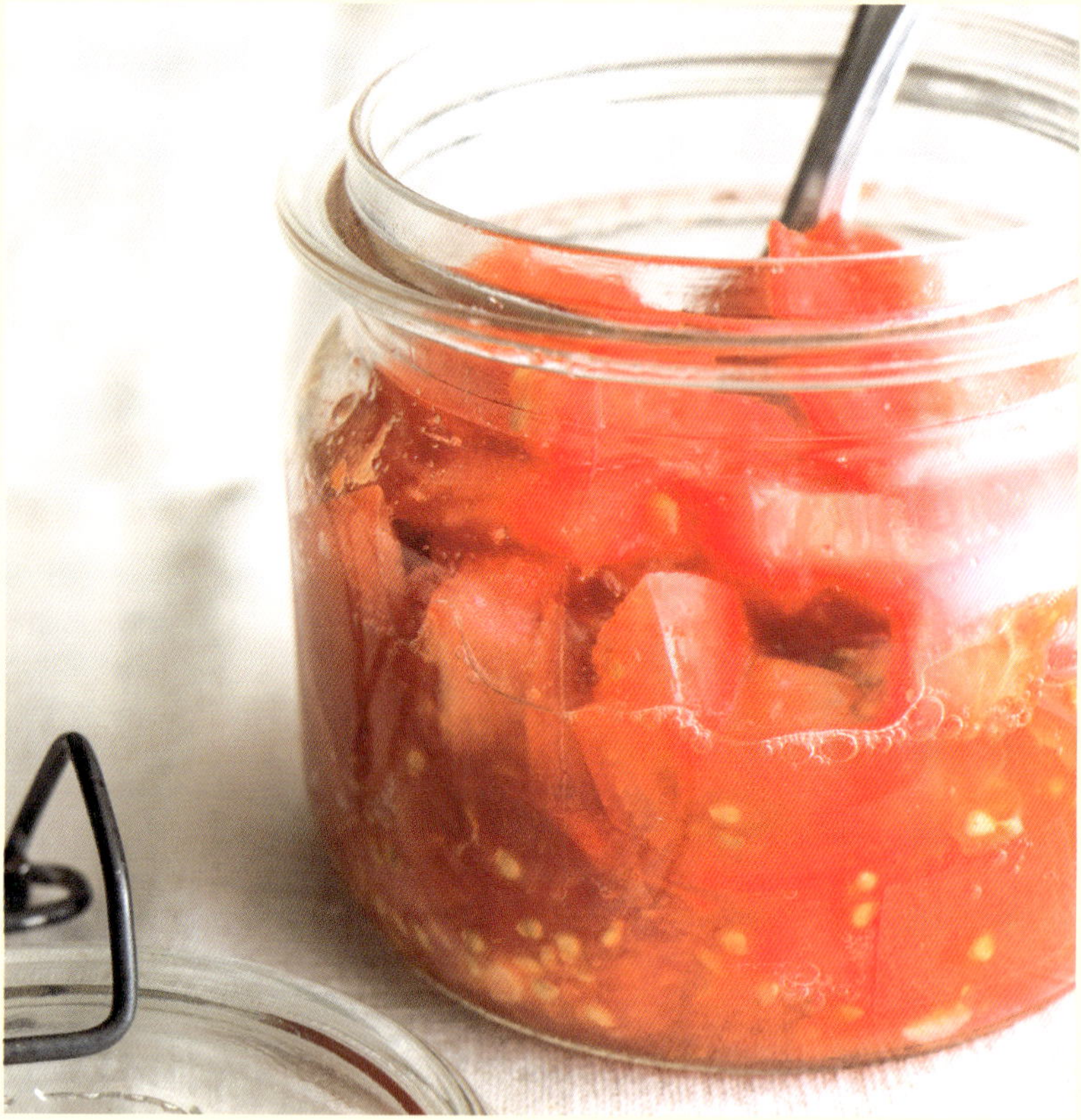

発酵塩トマト

発酵したトマトから
しみ出る赤いジュースは
まろやかで驚くほど美味。
長期保存が利くので
パスタや煮物など様々な
アレンジ料理に使えます。
うま味も栄養分も濃くなり
レストラン級の味に。（P72を参照）

その不調の原因は間違った食生活にあります

「家で休んでいても、からだがだるくて疲れが全然取れない……」

「薬を飲んでいるけれど、さっぱり体調がよくならない……」

「病院ではどこも悪くないといわれてしまって……」


そんな原因不明の体調不良に悩まされたご経験はありませんか？

私はそんな不調にお悩みの方々の相談を受け、35年にわたって食事改善のためのアドバイスをしてきました。

医師でも首をひねるような体調不良の原因を探るとき、私はまずその人の食の履歴を伺います。食の履歴とは、その人が「毎日何を食べているのか？」ということです。

その人が毎日何を食べているかがわかると、必ずその人特有の「食べ方の偏り」が見えてきます。

十人の相談者がいれば、十人十色の食べ方の偏りがあります。

そこに、さまざまなからだの不調を引き起こしている原因が潜んでいるのです。

たとえば、「からだによかれ」と思って食べていたものが、じつは不調の大きな原因だった——ということも少なくありません。

そうした食の偏りを改善していくことで、原因不明だったからだの不調が自然に治ったり、長年悩まされてきた持病から解放されたりする事例を私は今までたくさん見てきました。

本書ではそんな相談者の実例をもとに、免疫力アップや老化予防、冷え解消、疲労回復など、さまざまな不調に役立つ食改善のアドバイスをいたします。

また、多くの相談者の体調を改善してきた「まるごと野菜スープ」をはじめ、身近な食材を生かして手軽に作れるオリジナルレシピもご紹介いたします。

コロナ禍で改めて実感された方も多いと思いますが、幸せの基本は病気知らずの健やかなからだです。

不調を改善して健やかなからだを維持するためには、「食の力」が不可欠です。

生きることは食べることであり、「食」こそが最高の「薬」になります。

――それが本書で私が最もお伝えしたいことです。

私が長年アドバイスしてきた食改善のノウハウが、本書を通してひとりでも多くのみなさんのお役に立てば、これほどうれしいことはありません。

2021年春

食改善アドバイザー　成田 和子

contents

第1章

「まるごと野菜スープ」の力で免疫力を上げる

第2章 発酵の力で腸をいたわる

第3章 火の力で冷えを防ぐ

第4章 食べ方ひとつで若返る

第5章 食の力で万病を治す

不調・病気知らずの万能レシピ

序章

食べ方を変えれば病気が治る

35年間の食改善の実績からいえること

私は35年間にわたり、東洋医学やアーユルヴェーダなど世界の伝承医学や食事療法を学び、その経験と実証に基づいて食改善のアドバイスをしています。

食改善といっても、手に入りにくい特殊な食材をおすすめしたり、つらい我慢を強いたりはしません。ただでさえ不調を抱えてお困りの方に、さらに負担をかけるわけにはいきませんから。

負担が大きくて続けられなければ意味がないので、身近に手に入る食材を使い、できるだけ手間のかからない方法で、その人のからだに合う食べ方をご提案しています。

本書の中で詳しくご紹介しますが、食べ方を変えるだけで、医者にさじを投げられた患者さんが見事に回復したり、めっきり老け込んでいた女性が別人のように若返った——といった事例が、今までの食改善の経験の中で実際にたくさんあります。

「食事を変えただけで、こんなに元気になれるなんて」
「どんな薬も効かなかったのに、食事だけでこんなによくなるなんて奇跡みたいです」

という方もいらっしゃいます。

でも、それは奇跡ではなく、自然の摂理に即した必然だと私は思っています。

医学の父と呼ばれるヒポクラテスも、日々の食事を薬とすれば、人のからだに本来備わっている自然治癒力が病を治してくれると語っています。

東洋医学にも「医食同源」という言葉があります。

古来より「食の力」は病から身を守る自然の知恵だったのです。

娘の難病が教えてくれた「食」の過ち

なぜ私が食改善アドバイザーを続けているのか、まずその理由をお話ししますね。

この仕事を始めたきっかけは、次女が6歳のときに突然失明してしまうという大変ショッキングなできごとでした。

駆け込んだ病院で診断されたのは厚生省（現・厚生労働省）指定の難病、血液のがん。

まだあどけない娘がいきなり死刑宣告を受けたような衝撃を覚えました。

原因不明で治療法もない難病と闘う娘に大量の薬を投与され、その挙句、医師にこう告げられました。

「娘さんの失明した眼球も、腫れている脾臓も摘出するしかありません」

その瞬間、「これ以上娘に苦しい思いはさせられない！」と、私はわが子を独りで看取《みと》る覚悟で、娘を連れて病院を飛び出しました。


当時、私は自然健康食品の販売店に勤めており、料理指導などのアドバイスをしていました。けれど、娘が難病になったことで、健康食品を扱う店の評判に傷がつくといわれて解雇されました。

私には6歳の次女のほかに7歳の長女と4歳の長男もおり、しかも母子家庭だったので、いきなり3人の子を抱えたまま路頭に迷うことになってしまったのです。

私は必死に働きながら、難病の娘を助けたい一心で、東洋医学やアーユルヴェーダなど、さまざまな療法や食について猛勉強をし、娘のケアに何とか生かせないかと模索し続けました。

そんな思いが通じたのか、1年ほどしたある日――

「ママ、見える！　ほんとうに見えるよ！」

失明していた娘の目に不意に光が戻ったのです。

目が見えるようになった理由は医師にもわかりませんでした。

けれど、私には娘の病の原因が「食」にあったのではないかと思えてなりませんでした。

なぜなら、娘が発病するまで私は「玄米菜食が一番、これさえ食べていれば絶対からだにいいはず」とかたくなに信じ込み、家族で玄米菜食を実践していたからです。

長男も私も玄米菜食によってからだの不調を改善できましたが、次女は逆に難病になってしまったわけで、兄弟姉妹でも体質はまったく違います。

「これさえ食べていれば安心」と思い込むのはとても危険なことで、それぞれの体質に適した食べ方をすることが大切なのだと娘の病を通して気づかされたのです。

流行りの健康食が誰にでも効くとは限りません

娘の難病を克服したことによって、私は個々人に合わせた食べ方について、あらためて見直すようになりました。

それをきっかけに、さまざまな不調に悩む人たちの食の相談に乗るようになり、いつしかそれが私の天職になっていきました。

以来約35年間、私が食改善のアドバイスをさせていただいた方は延べ約10万人にのぼります。

それらの実績から自信を持っていえるのは、まさに本書の主題である「食べ方ひとつでからだは変わる」という事実です。

といっても、流行りの健康食材や「からだにいい」といわれる食品を食べれば誰でも等しく元気になったり、若返ったりするわけではありません。

なぜなら、私たちのからだはひとりひとり異なるからです。


からだは日々の食習慣の積み重ねでできています。

何を、いつ、どんなふうに食べたか？

その結果が、今の自分のからだなのです。

肌にも、内臓も、骨も、血液も、髪の毛1本1本にまで、自分の食生活が１００％反映されているのです。

もしからだのどこかに不調があるとしたら、それはその人の食べ方が、からだに合っていないというサインです。

食べ方を変えるだけで、そんな不調を改善できるのです。

「旬は薬」になるけれど「季節外れは毒」になります

不調でお悩みの方の食習慣には、ある共通点があります。

それは同じようなものを常に食べる「ばっかり食べ」です。

大勢の相談者の食の記録を検証している中で、ふとそのことに気づいたのです。

たとえ同じ食材であっても、からだに合う人と合わない人がいますし、季節によっても合う時期と合わない時期があります。

同じものばかり食べる偏った「ばっかり食べ」は、とても危険な食べ方なのです。


これはほんの一例ですが、トマトは旬の梅雨から真夏にかけて食べれば、熱を冷ます薬効があります。

トマトの94%は水分なので、炎天下で熱中症気味のときなどは、冷えたトマトを丸かじりしたほうが熱を放出できます。

汗ばむ季節にいただく旬のトマトは、まさに「薬」になります。

ところが、トマトを寒い季節に食べれば、からだを冷やす「毒」になるのです。実際、冷え性でお悩みの相談者の方の多くは、水分が多くからだを冷やすトマトをはじめとする夏野菜を秋冬にも食べている方が多くいました。

今の時代は夏野菜が一年中スーパーマーケットに並んでいるので、季節を問わず食べているうちに冷え性になってしまったのです。

まさに、「旬は薬」になるけれど、「季節外れは毒」になるのです。

自分のからだにいいものは本能が知っています

私は相談者がおみえになると、まずその方の不調を改善する食事を作って食べていただきます。

相談者の過去2週間～1か月間の食の記録は最初に詳しく伺っていますが、それを踏まえたうえで私はあえてその方が普段口にしていない食材を使ったり、あまり食べ慣れない味付けにします。

たとえば肉ばかり食べている方なら、あえて野菜料理を、甘い味が好きな方なら、あえてみりんも砂糖も使わない料理をお出しします。

なぜわざわざ相手の苦手なものを出すのか不可解に思われますよね。

相談者の方も、食卓に並んだ料理の中に苦手な食材を見つけるや、かなり困惑した表情を浮かべられます。

「私、魚が苦手なんですけど……」

「うーん、酸っぱいものはちょっと……」

それでも、こわごわとひと口召し上がると、次第に箸が進むようになり、しまいには美味しそうに完食されます。

そんなとき、いつも私は心の中で「ああよかった！」と大喜びします。

通常、苦手意識のある食べものは、「絶対無理」と頭で拒絶してしまいますよね。

わざわざ自分で作ったり買ったりして食べることなど、まずないはずです。

ところが、頭では毛嫌いしていても、じつはからだはその食べものの栄養分を欲していることがあります。

その場合、苦手なものでも思い切ってひと口食べてみると、からだが「もっと食べたい」と欲求してきて、自然に食が進みます。

私が相談者の方にあえて苦手なものをお出しするのは、決して意地悪をしているわけではなく、「食の本能」を目覚めさせたいからなのです。

食の本能とは、「生きものが自分の命を守ろうとする力」です。

食の本能に目覚めると、自分に必要な食べものを自然に欲するようになります。

私が相談者に苦手なものをお出ししても自然に完食されたのは、その人が食の本能に目覚めて自分に必要な栄養だと感じたからです。

残念ながら現代人は食の本能ではなく、形や色などの「見た目」に惑わされたり、健康にいいという「情報」に踊らされがちです。

私たちは性別も体質も暮らし方も違うので、自分の命を守るために必要な栄養はそれぞれ異なります。

それなのに食の本能を無視した食べ方をしていると、必ずからだに不調のサインが表れます。

実際に相談者の食事の履歴を伺うと、長く不調に悩まされている人ほど、その人の体質に合わない食材を選び、その人の症状に合わない食べ方をしています。

目先の欲や情報に惑わされて自分に合わない食べ方をしているということは、食の本能が誤作動を起こしている証拠です。

食の本能を目覚めさせるには、次のような3つのコツがあります。

1　毎日の食事時間を一定にする。
2　煮る、炒めるなど、火を入れた旬の野菜を毎日摂る。
3　少食にしてよくかむ。

――この3点を押さえるだけで、食の本能がおのずと目覚めてきます。

本能が求める食べ方に変われば、免疫力も上がるので、さまざまな感染症をはじめとする病から身を守ることができます。

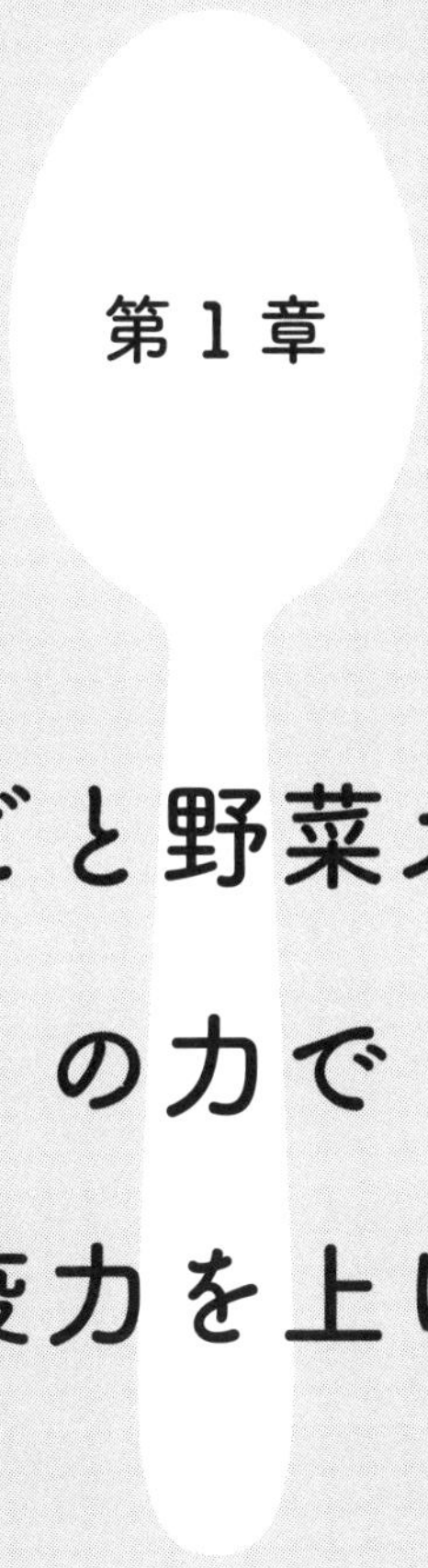

第1章

「まるごと野菜スープ」の力で免疫力を上げる

常備薬ならぬ「まるごと野菜スープ」の力

みなさんは風邪薬や痛み止めなど、家に常備薬を置いていませんか？

もし、あらゆる不調に効く万能常備薬があったら、ぜひ手元に置いておきたいですよね。

そんな万能な常備薬に代わるものを、ごく身近な野菜を使って簡単に作る方法があるのです。

それが長年、私が食の研究をしてきた中で見出《みいだ》した「まるごと野菜スープ」です。

私の元にお見えになる相談者には常におひとりおひとりに合わせた食改善のアドバイスをしていますが、「まるごと野菜スープ」だけはどんな不調にも効く万能薬としてみなさんにおすすめしてきました。

「まるごと野菜スープ」を摂る食生活に変えたことで、それまで何をしてもよくならなかった体調が自然によくなり、それによって精神的にも前向きになって笑顔が増え、心身ともに見違えるように元気になったという人もいます。

「まるごと」というのは、文字通り食材の実も葉も皮もへたも茎も根も種もまるごと使うという意味です。

まるごと使う理由は、野菜が持つ生命力を余すことなくまるごといただくためです。

照りつける紫外線、吹き荒れる風雨、土中に潜む無数のカビや病原菌——野菜はそうした過酷な状況に見舞われても、動物のようにその場から逃げることができません。

それでも力強く成長できるのは、植物が持つ自己防衛物質の抗酸化成分「ファイトケミカル」のおかげです。

ファイトケミカルは植物が自分の身を守ろうとする生命力そのものなのです。

たとえばにんじんやかぼちゃに多いβカロテンや、トマトに多いリコピン、緑茶に含まれるカテキンといった名前を見たり聞いたりしたことがあると思いますが、これらもすべてファイトケミカルの一種です。

通常、野菜の皮やへた、茎、根、種は捨ててしまうと思いますが、それらの野菜くずには実の何倍ものファイトケミカルが大量に含まれています。

そうしたファイトケミカルを余すことなく体内に摂り込むには、まるごとコトコト煮込んでスープにするのが一番なのです。

野菜は生で食べたほうがからだにいいと思っている方がよくいますが、逆なのです。

なぜなら、野菜は生のまま食べても胃腸で細胞壁が壊れないので栄養が吸収できませんが、加熱することによって、野菜の硬い細胞壁が破れ、ファイトケミカルや食物繊維などの有効成分がからだに吸収されやすくなるからです。

野菜の生命力をまるごといただきましょう

「まるごとがからだにいいことはわかったけれど、野菜くずまで使ってスープを作るのは面倒なのでは?」と思われるかもしれませんが、ご安心ください。

「まるごと野菜スープ」は身近な野菜を鍋にまるごと放り込んでコトコト煮込むだけなので、料理が苦手な方でも簡単に作れます。

たとえば玉ねぎの茶色い皮もむかずにそのまま入れますし、にんじんや大根の皮やへたも、かぼちゃのわたも、そら豆のさやも全部そのまま入れますから、事前に切ったりむいたりする手順が省けます。

下ごしらえは野菜を洗うだけなので、かえって手間がかからないのです。

野菜の残留農薬も、流水で洗って50℃のお湯に3分ほどつけるか、塩でこすり洗いをして塩水に3分ほどつけるだけで簡単に除去できます。

食べにくい里芋や玉ねぎの皮は最後に除去しますが、そのまま煮込めばやわらかくなるので後処理の際に簡単にむけます。

「まるごと野菜スープ」と呼んでいますが、野菜だけでなく、きのこ類や海藻、豆類も加えてかまいません。

スープに入れる食材を選ぶ際には、次の2つの基本ポイントを守ってくださいね。

「まるごと野菜スープ」のポイント

① 色の異なる食材（野菜・きのこ・海藻）を5種以上入れる。

② 皮やへた、茎、根、種なども捨てずにまるごと入れる。

ポイント① 野菜を5種類以上入れる

「まるごと野菜スープ」に色や味の異なる食材を5種類入れるのは、万物は5種のエネルギーからなるという薬膳の基本である五行思想に基づいています。

例えば、赤や紫の野菜には、トマトに多いリコピン、なすなどに多いアントシアニン、赤パプリカなどに多いカプサイシンなどのファイトケミカルが含まれています。

白い野菜には、白菜・カリフラワーに多いイソチオシアネート、玉ねぎやにんにくに多い硫化アリルなどのファイトケミカルが含まれています。

黄色い野菜には、かぼちゃやにんじんに多いβカロテンなどのファイトケミカルが含まれています。

黒や茶色の食材には、ごぼうに多いアルギニン、しめじなどのきのこ類に多いβグルカン、ひじきやわかめ、昆布などに多いフコキサンチンなどのファイトケミカルが含まれています。

ちなみに、小松菜、ブロッコリー、ピーマン、ズッキーニのような緑の野菜は、油で炒めてからスープに入れ、あまり長く煮込まないのがポイントです。

また、冷え性の人は季節を問わず根菜類を多めに入れましょう。

ポイント② 皮やへた、茎、根、種などもまるごと入れる

野菜の皮やへた、茎、根、種には中身以上に豊富な栄養が含まれています。

それらは通常は野菜くずとして捨ててしまうところです。

でも、野菜くずも捨てずにまるごと入れて煮込むことで、さまざまな効能や風味を持つファイトケミカルやビタミンがしみ出したスープの滋養を余すことなくいただくことができます。

また、スープに溶け出した水溶性の食物繊維が善玉菌のエサになるので、腸も元気になりますし、血液中の抗酸化濃度が上昇するので、シミやシワの改善に役立ち、若返り効果も期待できます。

まるごと野菜スープ

文字通り食材の実も葉も皮も
へたも茎も根も種もまるごと使います。

材料 **4人分**

キャベツ……1/4個　パプリカ（赤・黄）……各1個
じゃがいも……2個　玉ねぎ……1個
にんじん……1本

作り方

1. 鍋によく洗ったすべての材料と水2ℓを入れて強火にかけ、沸騰したら弱火にして約1時間煮る。
2. 火を止め、ざるにあけてこす。

Memo

途中で水が減って半分以下になるようなら、材料がかぶるくらいに水を足して煮込んでください。

万能だしになる まるごと野菜スープ

「まるごと野菜スープ」は鍋にたくさん作っても、冷凍してスープストックとして保存しておけます。

冷凍したスープストックは、みそ汁や煮物、カレー、ラーメンなど和洋中問わず、さまざまな料理に活用できます。

季節の野菜やきのこ、海藻のエキスがたっぷりしみ込んだ「まるごと野菜スープ」には、ふくよかな深みのあるうま味が出ます。

そのため、みそ汁などに市販のだしを入れなくても、「まるごと野菜スープ」だけで万能だしになります。

うま味だけで美味しく感じるので、塩分を気にしている方は、塩分量を控えるのにも役立ちます。

使う食材の組み合わせによって風味も変わりますから、「まるごと野菜スープ」とひと言でいっても、じつは千差万別の風味が楽しめるスープなのです。

「まるごと野菜スープストック」の保存方法

完成した「まるごと野菜スープ」を冷ましてから製氷皿に入れて冷凍した「まるごと野菜スープストック」は、約1か月保存できます。

「まるごと野菜スープ」を大量に作って保存するときは、牛乳などの紙パックに入れて凍らせ、使用時に紙を破って使います。

煮込んだ野菜はアレンジ料理に大活躍

「まるごと野菜スープはスープストックにするけれど、煮込んだ野菜はどうするの?」と気になりますよね。もちろん野菜くずも料理にしっかり活用します。

生では食べられないかたい皮や芯などの野菜くずも、じっくり煮込むと柔らかくなるので、カレーやシチュー、グラタン、パスタをはじめ、餃子や春巻き、ハンバーグ、お好み焼き、サンドイッチなどなど、さまざまな料理の具材になります。

やわらかく煮込んだ野菜は小分けにして冷凍しておくのがおすすめです。

「まるごと野菜スープ」で煮込んだ野菜が豊富にストックしてあると、いそがしい方でも下ごしらえや煮込む手間なく解凍するだけで即使えるのでとても便利ですよ。

また、急な来客のときも、お待たせすることなく料理をお出しできます。

"まるごと"で食品ロス対策にも一役

「まるごと野菜スープ」を作ると、今まで捨てていた野菜くずも活用するので、生ごみの量が格段に減ります。

相談者の方々からも「まるごと野菜スープを作るようになってから、生ごみの量が半分以下に減って驚いた」「夏場も生ごみがあまりないので助かる」などとよくいわれます。

さらに、野菜を使いきれないときも、「まるごと野菜スープ」を作って冷凍保存しておけるので、近年社会問題になっている「食品ロス」を防ぐのにも役立ちます。

現代の日本では、家庭での食べ残しや売れ残りなどで捨てられてしまう食品が毎日10t積の大型トラックで約1700台分もあるそうです。

これまで捨てていた野菜くずを見直して、人間も地球も元気を回復したいものです。

皮や種は、実よりも栄養豊富です

野菜くずは実よりも栄養が豊富に含まれているというお話をしましたが、もう少し詳しくご説明しますね。

まず、野菜の皮には根っこから吸い上げた栄養が凝縮されています。

たとえばにんじんの皮には実の約2・5倍のβカロテンが含まれており、ごぼうの皮には実の約2倍のポリフェノールが含まれています。

また、じゃが芋の皮には実よりも鉄分やカルシウムが豊富ですし、きゅうりの皮には免疫力を高める抗酸化物質や、血糖値を下げる成分が含まれています。

にんじんもごぼうもじゃが芋も、ぜひ皮ごといただきましょう。

玉ねぎの茶色い外皮も、栄養価は実の約7〜10倍あるといわれており、タマネギポリフエノールのケルセチンは実の約250倍もあります。

ケルセチンは腸内環境を整える働きがあり、脂肪の吸収を抑制したり、花粉症などのアレルギーの改善にも役立つといわれています。

ただ、玉ねぎの外皮は煮ても食べにくいので、スープに栄養をたっぷりしみ出させてから、最後に取り除きます。

「まるごと野菜スープ」を作るときは、種も一緒に煮出します。種はこれから成長する植物の生命力が凝縮されたスーパーフードです。

たとえばトマトの種と汁には、トマト全体の約8割の栄養が詰まっています。

でも種を食べないと、血流、肥満などを改善するリコピンが半減してしまいます。

また、かぼちゃの種には不飽和脂肪酸のリノール酸やビタミンEが詰まっています。

ピーマンの種は、レモンよりもビタミンCが豊富です。血流をよくする成分のピラジンは、種とわたにしか含まれていません。

さらに、すいかの種には、タンパク質の代謝を促すビタミンB_6と、赤血球を生成する葉酸が豊富に含まれています。

種ごと煮込んで栄養をしみ出させてから除去しましょう。すいかの種以外は、「まるごと野菜スープ」で煮込んだ後、別料理の具材にアレンジして使いましょう。

野菜の茎やわたも、通常は捨てられてしまう部位ですが、実より栄養価が豊富です。たとえばブロッコリーの茎には、ビタミンCがレモンの約5倍もありますし、タンパク質も野菜の中で最多です。ゴーヤのわたも実よりビタミンCが豊富ですし、かぼちゃのわたには実の約5倍のβカロテンが含まれています。また、キャベツや白菜のかたい芯には成長点があるので、成長に必要な栄養が凝縮されています。

これらもすべて捨てるところはありません。「まるごと野菜スープ」を煮込んだ後、料理の具材に100%活用しましょう。

栄養たっぷりの
まるごと野菜

にんじん	皮に実の約2.5倍のβカロテン（免疫効果）
ごぼう	皮に実の約2倍のポリフェノール（抗酸化作用）
じゃが芋	皮は実より鉄分、カルシウムが豊富（血液と骨の育成）
きゅうり	皮に免疫力を高める抗酸化物質、血糖値を下げる成分
玉ねぎ	皮に実の約250倍のケルセチン（活性酸素を除去）
トマト	種と汁に約8割の栄養、種に5割のリコピン
すいか	種にビタミンB_6、葉酸が豊富
ピーマン	種はレモンよりビタミンCが豊富、ピラジンがあるのは種だけ
かぼちゃ	種にリノール酸や、ビタミンEが豊富 わたに実の約5倍のβカロテン
ブロッコリー	茎に野菜の中で最多のタンパク質、レモンの約5倍のビタミンC
ゴーヤ	わたに実より豊富なビタミンC

まるごと野菜のサモサ

まるごと野菜スープの野菜を使ったレシピです。
パリパリの皮とカレーの香りが食欲をそそります。

材料 **20個分**

餃子の皮……20枚　　揚げ油……適量

A	鶏ひき肉……200g	塩……小さじ1/3
	まるごと野菜スープの野菜……50g	ごま油……大さじ1
	にら（小口切り）……1/2束分	カレー粉……少々
	玉ねぎ（みじん切り）……1/4個分	こしょう……少々
	にんにく（みじん切り）……1片分	

作り方

1. Aのまるごと野菜スープの中身はみじん切りにして水けをよくきる。ボウルにAをすべて入れ、全体がなじむまで練る。
2. 1を適量（ティースプーンで山盛りで1杯ほど）取り、餃子の皮にのせて包む。合わせ目は水を少々つけ、中身が出ないように閉じる。同様にして、計20個分包む。
3. フライパンに揚げ油を入れて180度に熱し、**2**を入れる。弱火にし、返しながらキツネ色になるまで揚げる。

Memo

野菜の水けは十分にきってください。

食べ方を変えれば、からだの不調は改善する

「食」こそ最高の「薬」になる

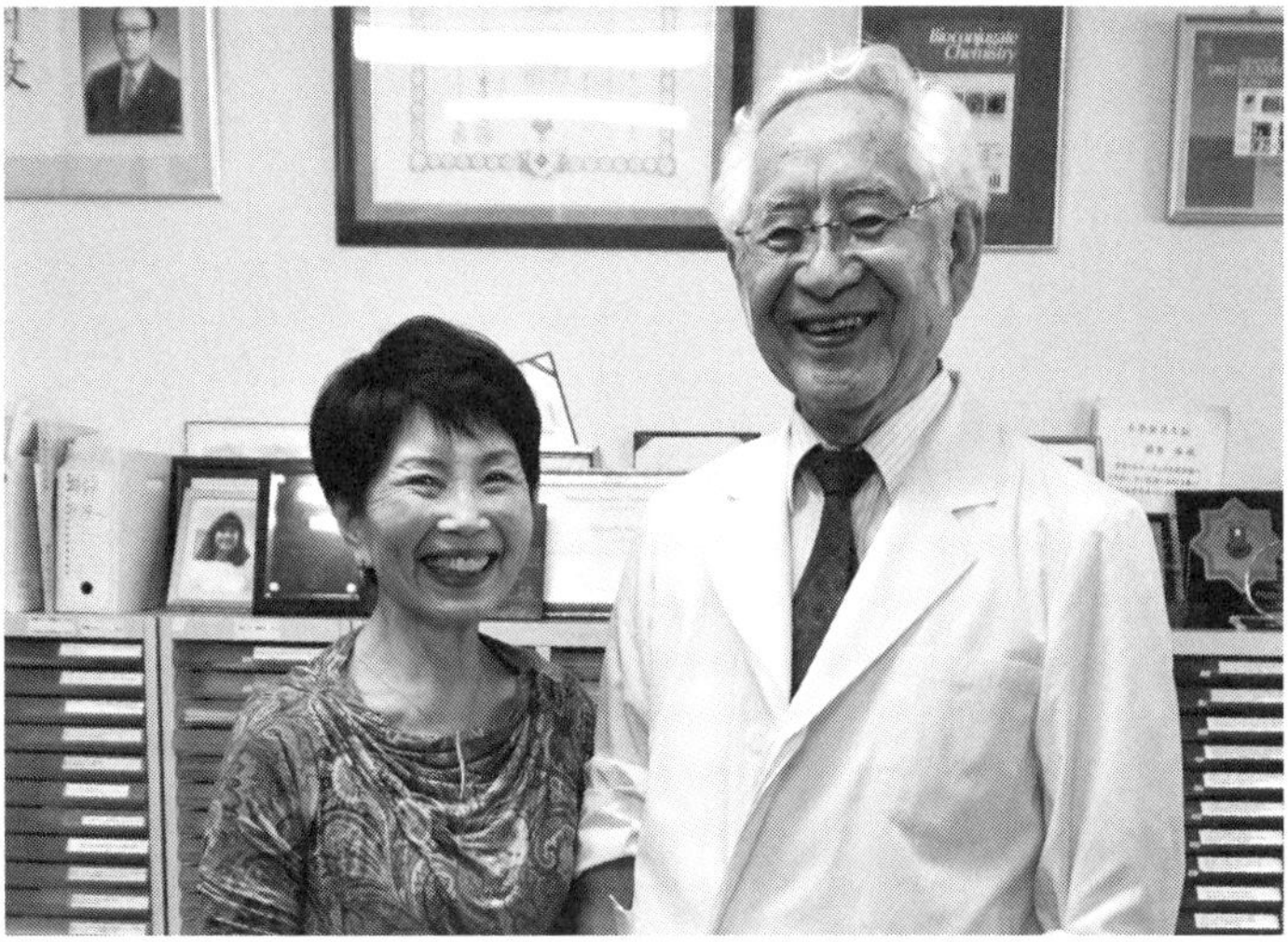

食改善アドバイザー
成田和子

特別対談

医学博士
前田浩博士

「野菜にはウィルスにもがんにも有効な抗酸化成分が含まれています」——前田

成田和子（以下、成田）　私は長年にわたってからだの不調にお悩みの相談者の方に食の改善のアドバイスをしてきました。そんな方々に必ずおすすめするのが、季節の野菜をまるごと使う「野菜スープ」なんです。

前田浩先生が御著書で、がんや難病の患者さんにも野菜スープをすすめられているのを知って、とても共感いたしました。最先端の医学に精通されている前田先生が、なぜ野菜スープに着目されたのでしょう？

前田浩博士（以下、前田）　私の専門はもともと細菌学や微生物学、ウィルス学で、長年にわたり炎症のメカニズムの研究に携わってきました。

その過程で、ウィルスに感染すると体内で「活性酸素」が大量に発生し、細胞や遺伝子を傷つけていることを突き止めました。

「活性」というとからだにいいものと誤解される場合がありますが、ウィルスによる炎症やがんの病態にも、活性酸素が大きな要因になっています。つまり我々のからだにとって毒になっているのです。

この活性酸素を除去するにはどうすればいいだろう?――と思考を巡らせる中で、野菜に含まれる抗酸化物質に着目したのです。

それが、各種のポリフェノールをはじめとする強い抗酸化力を持つ「ファイトケミカル」です。

成田 野菜はもちろん、果物、海藻などに含まれている植物特有の抗酸化成分ですね。

前田 植物は紫外線や害虫、病原菌の攻撃を受けても逃げることができないので、ファイトケミカルによって自分の身を守る仕組みが備わっています。

ファイトケミカルはウィルスにもがんにも有効な成分ですが、人体ではファイトケミカルを生成できません。

成田 だからこそ、ファイトケミカルが含まれた野菜を摂る必要があるんですよね。

「野菜を加熱すると、抗酸化力が10～100倍になります」――前田

前田　ただ、野菜の細胞は、その外側にある細胞壁に囲まれています。生で野菜を食べても細胞壁がかたいので、細胞の中にあるファイトケミカルは細胞から外に出てきません。そのため、野菜の有用成分や栄養成分を吸収できないのです。それなのに、野菜のビタミンCは熱に弱いから、生で食べるのがいいというサラダ文化が戦後にアメリカから広まってしまったんですよね。

80年ほど前にビタミンCが発見され、そのビタミンCが熱に弱いというのは、その後、多くの研究者が試験管の中で純水中にとかしたビタミンCの安定性を実験した結果に過ぎません。現実の野菜の中では加熱しても安定して存在し、こわれないのです。また、ビタミンCも他のファイトケミカルも、野菜のかたい細胞壁の外に出ないとからだに吸収できないんです。

成田和子 × 前田浩博士

「食」こそ最高の「薬」になる

成田　スムージーにしてもだめなんですよね。

前田　はい、生のままますりつぶしても細胞壁は少ししか破れません。でも加熱すれば細胞壁が簡単に破裂してファイトケミカルが出てくるので、生で食べるより抗酸化力が10〜100倍に増えます。

果物も加熱したほうが有効成分の吸収がよくなります。

成田　だから前田先生は加熱する野菜スープを推奨されているのですね。

前田　そもそもヨーロッパやアジアの食文化ではスープやポタージュ、シチュー、トマトソース、ボルシチ、カレーなど、昔から加熱した温野菜を食べていました。

成田　確かに、世界の伝承料理には火を通さないものはありませんね。それはちゃんと理にかなったことだったのですね。

前田　特に昔は衛生的にも生で食べると寄生虫やO157のような病原菌の心配がありましたしね。比叡山で千日回峰行をした方も、野菜や山菜を生では口にせず、必ず火を通し食べるといっていました。

成田　私のところに来る相談者も、野菜を生で摂っている人は意外に体調の悪い人が多いです。でも加熱した野菜スープをおすすめすると、どんどん体調がよくなっていくんですよね。

前田　私の著書を読んだ方からも、野菜スープを飲むようにしたら、２００以上もあった血圧が１４０に下がったとか、抗がん剤の副作用による苦しみが軽減したという声がたくさん届いています。

ニューヨークの病院でもステージ3と4の肺がんの患者さんに野菜スープを飲んでもらったら、生存率やＱＯＬ（生活の質）などの総合評価が上がりました。

「葉や皮などの野菜くずのほうがじつは栄養価が高いんですよね」――成田

前田　実際にどんな野菜が活性酸素を中和するちからが強いかを実験して調べてみたのですが、よもぎや青じそのような緑色の濃い野菜が強いですね。

にんじんや大根も、紫外線を浴びる葉のほうが、身を守ろうとする防御力が強くなるのでファイトケミカルが豊富です。

それから、露地野菜のほうがハウス野菜より紫外線をたくさん浴びるので、抗酸化力が高いですね。

成田 野菜くずとして捨てられてしまう葉や皮のほうが栄養価が高いんですよね。だから私は野菜の葉も皮もへたも根もまるごと煮てスープにしています。煮込んでスープにすればやわらかくなるので、野菜くずになる葉や皮も食べられますしね。

前田 皮もむかずに煮るんですか？

成田 はい、玉ねぎの茶色い外皮もきれいに洗い、むかずにまるごと煮てファイトケミカルをスープに染み出させます。煮込んだ後、皮をむいてぎゅっと絞ると、うま味が増してスープが一段と美味しくなるんですよ。

前田 玉ねぎの皮にはファイトケミカルのケルセチンをはじめとする有効成分が豊富ですからね。

「ナッツなどの種子類や野草にも高い高酸化力があります」——前田

前田　野菜だけでなく、ナッツやごま、菜種などの種子にも、子孫を残すための遺伝子とその命を育む栄養素を守るために、高い抗酸化力が詰め込まれています。
また、野草にもファイトケミカルがたくさん含まれています。私はよく家内と散歩しながら自生しているクレソンやせりを摘んできてスープに入れているんですよ。

成田　私も昔からよもぎなどの野草を料理によく使っています。娘が幼いときに難病を患ったのですが、そのときも野草をよく食べさせていました。おかげで娘も今はとても元気にしています。

前田　野草は抗酸化力が抜群に高いですからね。植物は踏まれたりして過酷なダメージを受けると、必死に身を守ろうとして防御力が高まるんです。
野草のほかに私は海藻やきのこも野菜スープに入れます。そうすると味に変化が出るので飽きずに食べられますから。

成田　昆布やしいたけ、まいたけなども入れると滋味深い味わいになりますよね。どんなにからだによくても、美味しくないと続けられませんものね。

前田　それにがんの治療中の方は、多様な栄養を手軽に摂る必要がありますからね。野菜スープに鶏肉を入れればタンパク質が摂れますし、青魚を入れれば不飽和脂肪酸のＤＨＡやＥＰＡが一緒に摂れます。

成田　私は野菜スープに煮干しを入れることがあります。病気で固形物が食べられない方には、できあがったスープに煮干しをまるごと入れて冷凍保存していただきます。スープを使うとき、沸騰する直前に煮干しを出してスープだけ飲んでいただくと、煮干しの苦みが出ないので美味しくいただけます。

前田　煮干しを入れるとカルシウムも一緒に摂れるのでいいですね。

野菜もその季節に採れる品種をできるだけ多様に摂ることが大切です。その季節に採れる野菜には、その季節に固有の特徴ある有効成分が含まれていますからね。

こうした有効成分は、点滴をしてからだに注入できませんから、病人にも飲みやすいスープにするのがよいですね。また、電子レンジは電子線で抗酸化成分が壊れやすいので、やはり煮込んで野菜スープにして摂るのが一番です。

成田　私はきのこや野菜をスープだけでなく天日干しにもします。

前田　しいたけは紫外線を浴びるとビタミンDがより活性化しますからね。

成田　お話を伺っていると、前田先生は医学博士でありながら食材にとてもお詳しいのはもちろん、味覚もすごく繊細でいらっしゃいますね。

前田　私は医学部に入る前は農学部で学んでいたので、そもそも植物に対して興味があるんです。活性酸素を除去する野菜のファイトケミカルの存在にいち早く着目したのも、そのためですかね。

成田　今は季節も産地も問わずいろいろな食材が簡単に手に入りますし、便利な時代ですが、そのせいで命の元になる人間本来の繊細な味覚が劣化しているように感じます。

でも、さまざまな有効成分がぎゅっと詰まった野菜スープを毎日摂れば、本来の味覚が自然によみがえりますよね。前田先生の貴重なお話を伺って、長年作ってきた野菜スープの素晴らしさを改めて実感できました。ありがとうございます。

成田和子 × 前田浩博士

「食」こそ最高の「薬」になる

前田《まえだ》浩《ひろし》博士

医学博士、農学博士。ハーバード大学がん研究所研究員を経て、熊本大学名誉教授、バイオダイナミクス研究所理事長。大阪大学招聘教授、東北大学特別招聘プロフェッサー。副作用のない抗がん剤研究で2016年にノーベル化学賞候補に。主な著書に『ウィルスにもがんにも野菜スープの力』（幻冬舎）、『最強の野菜スープ 抗がん剤の世界的権威が直伝！』『最強の野菜スープ 40人の証言』（マキノ出版）などがある。

column

娘の命を救った野草の生命力

本書の冒頭で次女の難病の話に触れましたが、もう少し詳しくお話ししたいと思います。あのとき、医師に余命を宣告された幼い娘の命を救うには、いったい何が必要なのだろう――何度も自問自答する中で私がたどり着いたのは、「生命力」というキーワードでした。

生命力の強い食べものって、何だろう？……と考えたとき、私の頭に真っ先に浮かんだのが野草でした。

石の間からもしたたかに顔を出し、どんなに踏まれても踏まれても、必死に伸びようとする野草の驚くべき力強い生命力。

あの屈強な生命力を娘のからだに摂り込めば、娘の命を救えるかもしれない……。

そう思った私は、来る日も来る日も野草採取に明け暮れました。

よもぎ、おおばこ、たんぽぽ、すぎな、はこべ——35年前は、そんな野草たちが道端のどこにでも生えていたものです。

一番お世話になったのは、たんぽぽの根っこです。

たんぽぽの黄色い花はとても可憐な風情ですし、フワフワ舞い散る綿毛もはかない印象ですが、かたい土をがっちりつかんでうねうねと伸びている根っこは恐ろしく頑丈です。

たんぽぽの根っこはそうやすやすとは引き抜けませんが、そのたくましさこそ、まさに自然に宿る生命力そのものです。

私はそんな野草を来る日も来る日も必死で集めてきて、きんぴらにしたり、みそで和えたり、苦味が嫌いな娘も美味しく食べられるように工夫しました。

医師にも治せない難病ですから、何が正解なのかは誰にもわかりません。

私はただ、今にも消え入りそうな娘の命の灯に、少しでも力強い生命力の息吹を吹き込みたい一心でした。

その後、娘の病が徐々に回復し、中学校に上がるころにはすっかり元の快活さを取り戻してくれました。

野草には現代栄養学でいう三大栄養素はごく少量しか含まれていません。

ただ、自然に根差した野草は強い紫外線や病原菌から身を守る抗酸化成分のファイトケミカルが豊富に含まれています。

きっとそれが娘の生命力を取り戻す、大きな役割を果たしてくれたのでしょう。

今では娘も結婚して一女をもうけ、幸福な家庭を築き、元気に働いています。

娘にそっくりな孫は、娘が不治の病に伏した時と同じ6歳を迎えました。

泳ぎが大好きで水と見れば飛び込んでしまう快活なその姿は、私が35年間向き合ってきた生命力の豊かさをいきいきと体現しているようです。

みなさんもぜひ野草を食事に取り入れてみてください。

「野草をとってくるのは大変そう……」と思われるかもしれませんが、たとえば市販の乾燥よもぎをチヂミの具材に使うだけでも手軽に野草料理が楽しめますよ。

第２章

発酵の力で
腸をいたわる

免疫力を上げるには「発酵塩納豆」

コロナ禍の影響で、世の中では免疫力の大切さが改めて見直されています。まずは毎日の食生活によって免疫力を上げるように努めることが大切です。

免疫力を上げるには、腸が元気でなければなりません。なぜなら、免疫細胞の7割以上は腸で作られるからです。

腸を元気にするには、腸内の善玉菌を増やし、「腸内フローラ」を整える必要があります。腸内フローラを整えるのにおすすめの食品といえば、発酵食品です。

中でも納豆は、免疫力を上げるのに役立つ発酵食品として知られています。

ただ、納豆に含まれる納豆菌は、誰の腸とも相性がいいわけではありません。

なぜなら、人によって腸内フローラを構成する菌種や菌の割合は千差万別で、人間同士の相性が違うように、納豆菌とも相性のよしあしがあるからです。

もし相性が悪いと、自分の腸内細菌と納豆菌がケンカしてしまい、腸内にガスが発生してお腹が張って苦しくなってしまいます。

じつは私もそのひとりです。

納豆の匂いも味も決して嫌いではないのですが、食べるとお腹が張って苦しくなるので、子どものころから納豆が苦手でした。

そんな納豆と相性の悪い人でも、その人の腸内細菌と納豆菌を仲良くさせることで、お腹が張らずに納豆をいただく方法があります。

それは、納豆菌と黄麹菌《きこうじ》を発酵させた「発酵塩納豆」です。

黄麹菌は、日本の風土に根差した日本独特の麹菌です。

他の菌を殺さずどんな菌とも仲よくできるので、納豆菌と腸内の善玉菌との間を結んでくれます。

黄麹菌は空気中に漂っているため、誰でも簡単に腸にやさしい「発酵塩納豆」を作ることができます。

さらに、黄麹菌に含まれる酵素が納豆の大豆タンパク質を分解してくれるため、納豆が一段とふっくらやわらかくなり、お腹に優しくなります。

納豆菌と黄麹菌が発酵した「発酵塩納豆」を食べると、より豊かな腸内フローラを育てることができるので、免疫力を上げるのに役立ちます。

「発酵塩納豆」は日持ちがするので、私はたっぷり作って冷蔵庫に常備しています。黄麹菌の酵素からうま味（アミノ酸）が生まれるため、毎日食べても飽きません。

納豆臭さもまったくなくなるので、納豆の匂いが苦手な方にもおすすめです。

和洋の料理にアレンジできますので、ぜひ作ってみてくださいね。

発酵塩納豆

**臭みがなく、納豆が苦手な人でもおいしく食べられる
塩麹を加えた発酵納豆です。**

•食べごろ：3日目　•冷蔵保存：約1週間

材料 **作りやすい分量**

ひきわり納豆……3パック

塩麹……小さじ1（または塩小さじ2）

作り方

1. 耐熱ガラス製の保存容器をよく洗い、軽く水けをきって濡れたまま600Wの電子レンジで1分加熱し、よく冷ます。
2. 1の容器に納豆、塩麹を入れて水200mlを注ぎ、ひと混ぜする。室温に一日おいてから冷蔵室で保存する。

Memo

塩昆布や切り干し大根を加えてアレンジするのもおすすめです。

ストレス性の腸の不調には「発酵塩豆腐」

「発酵塩豆腐」は腸の働きをよくするので、免疫を上げるだけでなく、ストレスが原因で起きる腸の不調にもおすすめです。

ある40代の介護職の女性は、仕事がいそがしくなると4日以上も便意がないことがあり、ひどい便秘が続くとお悩みでした。

仕事などでストレスが続くと交感神経が緊張して腸の動きが悪くなるので、排便のリズムが狂い、お腹が張って便秘になりやすいのです。

彼女の便秘の原因は、仕事のストレスによる腸の働きの乱れでした。

私は彼女の便秘改善のために、この「発酵塩豆腐」に「発酵塩納豆」（P65参照）を加えたダブル発酵食のレシピをおすすめしました。

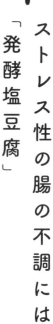

「発酵塩豆腐」は豆腐を黄麹菌で発酵させたものです。豆腐に腐敗を止める塩をまぶすと、豆腐からしみ出る水で黄麹菌の発酵がはじまり、別名「長寿菌」とよばれる「酪酸菌（酪酸産生菌）」が生まれます。酪酸菌が腸内に生きたまま届くと、豆の食物繊維が善玉菌のエサになるため、腸内細菌の有効菌が増えます。

この「発酵塩豆腐」と「発酵塩納豆」を合わせたダブル発酵食は、便秘にてきめんに効きます。

腸内の善玉菌を増やす麹菌を利用しているので、ストレスで滞った腸をパワフルに活性化することができるのです。

便秘薬でむりやり腸を動かすのではなく、発酵食の力で腸を自然に活性化させて排便を促すので、お腹が急に痛くなったり、ゆるくなる心配もありません。

「発酵塩豆腐」は豆腐タンパク質が発酵によって分解されることでうま味が増し、チーズのような味わいになります。

「発酵塩納豆」も「発酵塩豆腐」も冷蔵庫で保存しておけるので、いそがしい方でも日々の食事や夜食に手軽にプラスできますし、他の料理やデザートにアレンジすることもできます。

このダブル発酵食を便秘にお悩みの女性におすすめしたところ、朝起きると自然に便意を感じてトイレに行くようになったそうです。

ストレスが多くて便秘になりがちな方は、ぜひお試しくださいね。

発酵塩豆腐

**発酵が進むとそのままではもちろん
料理に使うとグッと深い味わいに。**

•食べごろ:3日目以降　•冷蔵保存:約10日間

材料 **2人分**

木綿豆腐……1丁　　塩……小さじ2・1/2

作り方

1. 豆腐の全面にまんべんなく塩をぬりつける。保存容器はP65と同様にして殺菌し、豆腐を入れる。
2. 冷蔵庫で3日以上おく。しみ出た水分は捨てる。

Memo

3日目以降から発酵が進み、毎日うま味が増します。表面がヌルヌルしてきたら一度水洗いして、みそ汁などで加熱調理してからいただきます。

トマトでも発酵食が作れます

薬膳ではトマトは解熱薬ですが、私はトマトをまるごと発酵させて「発酵塩トマト」を作っています。

トマトをまるごと発酵させることで、さらに多くの薬効が生まれるからです。

トマトの発酵が進むと、赤いジュースが自然にしみ出してきます。

赤いトマト色のもとになっているリコピンは、抗酸化作用の高いファイトケミカルの一種です。

トマトを普通に切って食べるときは、器にこぼれたトマトの汁まで食べないと思いますが、発酵したトマトからしみ出る赤いジュースはまろやかで驚くほど美味です。

なぜそんなに美味しくなるのか不思議ですよね。それにはちゃんと理由があります。

トマトを発酵させることで、うま味のもとになるグルタミン酸とグアニル酸が増えるからです。

うま味が増した「発酵塩トマト」は、だし代わりに、煮物やみそ汁、炒め物と、和洋問わずさまざまな料理のコクを深めてくれます。

汁けがなくなるまで煮詰めることでうま味がさらに凝縮されるので、うま味も栄養分も濃くなり、レストラン級の味になります。

「発酵塩トマト」を使ったソースにオリーブオイルやにんにく、イタリアンハーブなどを加えれば、発酵塩トマトパスタやピザトーストが楽しめます。

また、「発酵塩トマト」のソースにウスターソースとこしょうをプラスするだけで、甘すぎない大人のケチャップになり、定番料理もぐっと美味しくなりますよ。

夏場にトマトが安いときや、家庭菜園でトマトがたくさん収穫できたときなどに長期保存のきく「発酵塩トマト」を作っておくことをおすすめします。

発酵塩トマト

2～3日発酵したトマトはうま味がたっぷり。
さまざまな料理に活用できます。

●食べごろ：2日目以降　●冷蔵保存：約10日間

材料 **2人分**

熟したトマト……中５個

塩……小さじ２・1/2

作り方

1. トマトは皮つきのまま３cm角ほどのざく切りにする。
2. 保存容器はP65と同様にして殺菌し、**1**を入れて塩をふる。冷蔵庫で２日以上おく。

Memo

約10日間は保存可能です。

第３章

火の力で冷えを防ぐ

内臓を温めるには生しょうがより「天日干ししょうが」

「朝、布団に入ったまま手のひらで自分のお腹を触ってみてください。手とお腹、どちらがあったかいですか?」

私は相談者の方によくこんな質問をします。

もしお腹に触れた手のほうがあったかいと感じたなら、内臓が冷えている証拠です。

本来なら、お腹のほうが手よりも温かいはずですから。

みなさんも、朝目覚めたときに実際に試してみてください。

内臓が冷えると、免疫力が下がってしまいます。

免疫細胞の約7割は腸で作られるので、腸が冷えると免疫力も落ちてしまうのです。

免疫力が低下すれば、風邪やインフルエンザはもちろん、ノロウィルスなどの食中毒や、新型コロナのような厄介な感染症にかかりやすくなります。

もしそうした感染症にかかっても、免疫力が高い人は軽症で済みますが、免疫力の低い人は重症化しやすくなります。

免疫力を上げて感染症にかかりにくくするには、内臓を冷やさないものを食べることが大切です。

からだを温める食べものというと、しょうがを摂るようにとよくいわれますが、生のしょうがをそのまますって使うより、「天日干ししょうが」がおすすめです。

漢方でも干ししょうがは生薬（生姜《しょうきょう》・乾姜《かんきょう》）に使われています。

生のしょうがを干して乾燥させると、しょうが独特の辛み成分のジンゲロールがショウガオールに変化して、胃腸の血流が高まるので、からだ全体が温まるのです。

しょうがを天日干しにすると保存がきくので常備しておくと便利ですよ。

天日干ししょうがは、「ホットしょうが甘酒 ゆず味」（P84参照）に入れてもいいですし、みそ汁や煮物、炒め物などの料理にもそのまま使えます。

私が普段作っている天日干ししょうがの作り方をご紹介しますね。

天日干ししょうが

しょうが500gで10gの天日干ししょうがができます。
スープや紅茶に1かけ入れるとおいしいですよ。

材料 **作りやすい分量**

しょうが……500g

作り方

1. しょうがは皮つきのまま厚さ1mmの薄切りにする。

2. 蒸し器に**1**を並べ、約15分蒸す。

3. ざるに**2**を重ならないように並べ、晴れた日に2日ほど天日干しにする。

Memo

湿気を防ぐため、密閉容器や袋に入れて保存してください。

野菜を「天日干し」にすると栄養価も風味も増します

天日干ししょうがだけでなく、野菜やきのこも天日干しにすることで、ビタミンDやビタミンB群をはじめ、タンパク質やカルシウム、ミネラルなどが増します。

たとえば、生の大根を天日干しにすると、タンパク質の量が約5倍になり、生しいたけを干ししいたけにすると、タンパク質の量が約1・5倍に増えます。

特にビタミンDは日光を浴びることによって生成されるので、野菜を天日干しにすることでビタミンDの量がさらに増します。

カルシウムの吸収を促すビタミンDは骨粗しょう症の予防にも欠かせません。

カルシウムやビタミンDというと、「牛乳をたくさん飲んで補給しよう」という方がよくいますが、天日干しの野菜やきのこからも摂ることができます。

また、天日干しにすると、野菜やきのこの水分が抜けて甘味やうま味が凝縮されるので、栄養価だけでなく風味も増します。

白菜などはちょっと風に当てるだけでも甘味が増すのがわかります。

味がもうひとつ足りないときなど、天日干し野菜や天日干しきのこを加えるだけで風味豊かな料理に仕上げられます。

干し野菜は市販品にもありますが、乾燥機が使われている場合があるので、「天日干し」と明記された品を選びましょう。

たくさん作っても常温で長期保存できるので、まとめて作っておくと便利ですよ。

材料は、大根、にんじん、ごぼう、れんこん、きゅうり、なす、ゴーヤ、パプリカ、きのこなど、季節の野菜ならなんでもかまいません。

春は山菜や野草なども天日干しすると、家庭料理にも取り入れやすくなります。

夏は日差しが強いので、きゅうりのように水気の多いものでも乾物になります。

秋の天然きのこを天日干しすると、薬効が増すので血糖値を改善する薬として使えます。

ぜひ秋晴れの日に挑戦してください。

冬が旬の野菜は乾燥した日や風のある日に干すのがおすすめです。

上手な天日干しのコツ

基本的に野菜もきのこもカラカラになるまで干すのがポイントです。

天日干しにかかる日数は、野菜の種類や気候によって異なり、夏なら1〜3日ほど天日に干し、冬の大根や柿なら1か月ほど寒風にさらして干します。

また、材料の切り方によっても干す時間や風味が変わります。

大きめに切ると、乾燥するのに時間がかかり、薄く切ると早く乾燥します。

風味は薄く切った方がやや薄れます。

小さなお子さんやお孫さんと一緒に天日干しを作れば、野菜が日に日に乾いてできあがっていく工程も楽しめますよ。

酢の物や漬け物、煮物などを作る際も、干し野菜は生野菜より味がしみやすく、歯ざわりもよくなります。

私がよく作っているきゅうりとなすの天日干し野菜の作り方をご紹介しましょう。

きゅうりとなすの天日干し

夏野菜を使った「野菜の天日干し」。
酢の物や漬け物（P188参照）に活用します。

材料 **作りやすい分量**

きゅうり……5本　なす……4本　酢……適量

作り方

1. きゅうり、なすはともに3cm厚さの輪切りにする。
2. なすは水に対して1%の酢を加えた酢水に数分つけ、アク抜きをする。ざるにあけてペーパーで水けをふく。
3. ざるに**1**、**2**を重ならないように並べ、よく晴れた日に1日ほど天日干しにする。

Memo

キッチンペーパーで野菜の水けをふきとることで乾燥時間を短縮できます。

冷え性の原因はフルーツの摂り過ぎ

寒い季節は冷え性になる方が増えますが、季節を問わず冷え性からくる不調にお悩みの相談者がよくいらっしゃいます。

特に女性に多く、健康や美容に対する意識が高い方ばかり。

彼女たちの食の履歴を伺うとフルーツを積極的に召し上がっている方が目立ちました。

「デザートには、旬のフルーツを食べるようにしている」

「毎朝、バナナのスムージーを手作りしている」

「コンビニでもなるべくからだによさそうな果物のスムージーを買うようにしている」

このように、食にきちんと気を遣っている方ほど、ビタミンやミネラル、食物繊維などが豊富に含まれているフルーツを毎日たくさん摂る傾向があります。

では、からだにいいはずのフルーツを毎日摂っているのに、なぜ彼女たちは冷え性になってしまうのでしょうか？

原因は、フルーツの摂り過ぎです。

「からだにいいはずのフルーツがなぜ？」と不思議に思われるかもしれませんが、じつはバナナやパイナップル、マンゴーのような熱帯原産のフルーツや、桃、メロンのように夏が旬のフルーツは、薬膳ではからだを冷やす「涼性・寒性」の食べものに分類されているのです。

暑い夏に水分やカリウムの多いフルーツを摂れば、からだの余分な熱が抑えられるので熱中症予防に役立ちます。

けれど、気温が下がる秋や冬にも熱帯原産のフルーツを毎日摂っていると、からだをどんどん冷やしてしまうことになり、知らないうちに冷え性になってしまうのです。

「冷えは万病の元」と昔からいわれるとおり、冷え性が慢性化すると、血行や代謝が悪くなるので、からだ全体の免疫力が下がります。

冷え性は肌荒れやむくみの原因にもなるので、フルーツの摂り過ぎは健康面でも美容面でも逆効果になってしまうのです。

寒い季節にスムージーを飲むなら、フルーツのスムージーではなく、「ホットしょうが甘酒 ゆず味」がおすすめです。

じつは甘酒にもフルーツと同様にさまざまなビタミンが含まれています。

特にビタミンB群が豊富なので、血行と代謝を促進してくれます。

さらに、甘酒に含まれる麹菌には抗酸化作用もあるので、健康にも美容にも役立ちます。

甘酒にすったしょうが汁をひとさじ加えて温めた「ホットしょうが甘酒 ゆず味」を飲めば、からだの芯からぽかぽか温まります。

しょうがにはジンゲロールとショウガオールという2つの薬効成分がありますが、加熱すると、代謝を促して体温を上げる働きのあるショウガオールが増えるので、体温アップ効果が一段と高まります。

ホットしょうが甘酒 ゆず味

からだの芯から温まる冷えとりドリンクです。
ゆずの香りが新鮮です。

材料 2人分

甘酒……300ml　豆乳……200ml
ゆずマーマレード……大さじ1
しょうがの絞り汁……少々

作り方

1. すべての材料を鍋に入れ、よく混ぜる。
2. 弱火にかけ、沸騰直前で火を止める。

風邪予防には生のみかんより焼きみかん

「ちょっと無理をすると、すぐ風邪をひいて悪化してしまうんです。風邪の予防にいいといわれるビタミンCもたっぷり摂っているのに……」

ある40代の女性が、そんなご相談でおみえになりました。

彼女は日ごろから手洗いなどの感染予防対策を徹底しており、ビタミンCが豊富な食べものをできるだけ摂るように心がけていたようです。

彼女の食の履歴を詳しく伺い、風邪をひきやすい理由がわかりました。原因は、風邪予防のために摂っていたビタミンCの豊富な食べものの食べ方にあったのです。

彼女は加熱するとせっかくのビタミンCが壊れて台無しになってしまうと思い、野菜なども加熱調理することを嫌って生で食べるようにしていました。

しかし、食材を生で食べるとからだの熱を取られるうえ、消化に時間がかかり栄養吸収も落ちるので、血流や代謝が鈍って体温が低下し、免疫力も落ちます。

彼女は野菜などの食材を生で食べていたため、結果的に風邪をひきやすい状態になっていたのです。

「生でなく、必ず火を通した食材を食べるようにしてくださいね」

そうアドバイスすると、彼女は「ビタミンCが摂れなくなってしまう……」と困惑しました。

けれど野菜などを加熱調理をした実験では、ビタミンCはほとんど壊れないことが証明されています。

熱でビタミンCが壊れて摂れなくなるというのは、科学的には誤りなのです。

薬膳では、風邪をはじめ、咳が出たり熱のあるとき、胃腸が弱っているときにみかんを使います。

といっても、生のみかんをそのままむいて食べるわけではありません。

皮ごと焼いて食べる「焼きみかん」にするのです。

「みかんの皮を食べるのはちょっと抵抗がある」と思われる方もいるかもしれませんが、

こんがり焼いたみかんの皮や筋は、加熱することでやわらかくなり、とても食べやすくなります。

みかんの皮や筋には、血行を促し、ビタミンCの働きを助けるヘスペリジンというポリフェノールが含まれています。皮も筋もまるごといただければ血行がよくなり、ビタミンCの効果も期待できます。

ちなみに七味唐辛子によく入っている「陳皮《ちんぴ》」も、みかんの皮を干して乾燥させたもので、もともとはのどの炎症などを抑える漢方の生薬でした。

生のみかんはからだを冷やす原因になりますが、「焼きみかん」にして皮ごといただく食べ方に変えるだけで、逆にからだを温めて免疫力を上げるのに役立つのです。

普段から風邪をひきやすいという方には、焼きみかんをおすすめします。私が普段作っている焼きみかんの作り方は、台湾の女性医師・荘淑旂《そうしゅくき》先生に教えていただきました。

荘先生はかつて美智子皇太子妃（現上皇后陛下）が体調を崩されたときに食事改善のアドバイスをされたことがあり、その際に焼きみかんを提案されたそうです。

そのレシピをもとにした風邪予防の焼きみかんの作り方をご紹介します。

風邪予防の焼きみかん

こんがりと焼くことでみかんの風味がアップし、
体がぽかぽか温まります。

材料 **2人分**

みかん……２個　　氷砂糖……２個
しょうがの絞り汁……１かけ分

作り方

1. みかんは上から1cmのところで横に切る。切った部分も残しておく。
2. みかん1個の切り口に氷砂糖1個を押しこみ、しょうがの絞り汁を半量かける。もう1個も同様にする。
3. 1で切った上の部分をのせてそれぞれアルミホイルで包み、予熱したオーブントースターで約15分焼く。

Memo

少しこげ目がつくまで焼いたほうが美味しくいただけます。

暑い夏こそ、冷水より白湯を飲みましょう

ある年の夏、40代の女性から急な相談の電話を受けました。

聞けば、連日の暑さで夏バテして食欲がなく、からだが重だるくてお腹の調子も悪い日が続いていた中、とうとう腰が立たなくなってベッドから起き上がれなくなってしまったというのです。

彼女は熱中症や夏バテになるのを防ぐために、冷蔵庫にミネラルウォーターを常備して、常に水分補給を心がけていたといいます。

また、食欲不振で栄養不足にならないようにと、ビタミンや鉄分などもサプリメントで補っていました。

このように、水分補給や栄養補給にちゃんと気を配っていたはずの彼女が、どうして起

き上がることもできないようなひどい夏バテになってしまったのでしょうか？

じつは彼女の夏バテの大きな原因は、氷をたくさん入れた冷たい水でした。暑いときに冷蔵庫でキンキンに冷えた水を飲むと、ひやっと口当たりがよく、暑さが和らぐような気がするかもしれません。

けれど、冷たいものを飲食すると、内臓が冷えてからだに大きな負担を与えることになるのです。

内臓の温度は、体表で計る体温よりも1℃前後高いのが普通です。

たとえば、体表で計る体温が36・5℃以上なら、内臓の温度は37・2〜37・5℃ぐらいあるといわれています。

もし内臓の温度が37・2℃未満に冷えると、自律神経のバランスが乱れ、免疫力が低下します。

また、内臓が冷えると胃腸の働きも滞るので、下痢や腹痛を起こしやすくなります。腸内の悪玉菌も増えるため、それに伴って老廃物を解毒する肝臓も疲れます。

さらに、血行や水分の代謝も悪くなるので老廃物がどんどん溜まり、全身がむくんでいきます。

この状態がひどくなると、彼女のように貧血になり腰が重くて立てないほど重度の夏バテ状態に陥ってしまうのです。

冷蔵庫が普及する以前の日本では、飲み水といえば井戸水や湧水でした。

そうした水は、四季を通じて水温が約15～16℃なので、内臓を冷やしてからだに負担をかけることはありませんでした。

今は、昔と違って冷房完備ですから、ただでさえからだが冷えやすい状況です。

それなのに冷蔵庫で冷やした水を飲めば、さらに内臓の冷えがひどくなります。

内臓を冷やさないようにして水分補給するなら、「白湯《さゆ》」がおすすめです。

インドのアーユルヴェーダでは、病気は火と水と風の、エネルギーバランスが崩れたときに起きると考えられています。

私は内臓冷えの彼女に、エネルギーバランスを整える方法として、白湯をおすすめしました。

まず冷蔵庫などで冷やしたものを飲むのを一切やめていただき、代わりに水をぶくぶく沸騰させた後、ちょっと熱めのお風呂ぐらいの温度に冷ました白湯を飲むようにアドバイスしたのです。

すると、彼女は1週間もしないうちにむくんで重たかった腰が楽になり、起き上がれるようになったと連絡がありました。

白湯で冷えた内臓が温まります

白湯を沸騰させた後、春夏なら42℃ほどに、秋冬なら47℃ほどの温度でいただくのが理想的です。

「同じ水なのに、なぜわざわざ沸騰させてから冷ます必要があるのだろう?」

と不思議に思う人がいるかもしれませんね。

じつは、このひと手間がとても大切なのです。

インドのアーユルヴェーダでは、健康なからだは火と水と風のエネルギーバランスが整っていると考えます。

内臓が冷えている人は、火のエネルギーを加えた白湯を飲むと内臓が活性化するのです。

同じ温度の白湯でも、電子レンジで温めた白湯と、沸騰させてから冷ました白湯では、沸騰後のお湯の冷め時間が違いますし、からだの温まり方も全然違います。

みなさんも実際に試していただくと、実感していただけると思います。

朝の目覚めの一杯に白湯を飲むと、冷えた内臓が自然に活性化します。

内臓に負担をかけないために、白湯には何も入れないのがお約束です。


ちなみに、暑い日に屋外で重労働されている方も、夏バテしない水分補給のしかたをよくご存じです。

以前、真夏にお中元を届けてくださった宅配便のお兄さんや、炎天下で工事をされている方に、「これだけ暑いと、さすがに冷たいものが飲みたくなりませんか？」と尋ねたことがあります。

すると、彼らはいずれも首を振ってこう答えました。

「いやいや、冷たいものなんて飲んだらバテるから仕事になりませんよ」

彼らは夏でも白湯やお茶など温かい飲みものを保温ポットに入れて常に持ち歩いている

そうです。

みなさんも、夏の水分補給には白湯を保温ポットに常備して、お出かけの際も携帯されることをおすすめします。

私がいつも常備している白湯の作り方をご紹介しますね。

まずケトルにミネラルウォーター（軟水）を入れてコンロで熱し、沸騰したら火を弱めてふたを開け、さらに5分間ぶくぶく沸かします。

火を止めた後、飲みやすい温度（42～47℃）になるまで冷まして保温ポットに入れます。

このひと手間で、内臓を冷えから守ることができます。

第４章

食べ方ひとつで若返る

老化の原因は栄養不足ではなく栄養過多

「若いころにはむりしても平気だったけど、齢をとったらすぐ体調を崩すようになってしまった……。若いころのように元気を取り戻すために、できるだけ栄養のあるものやスタミナのつくものをたくさん食べるようにしている」

――ご年配の方には、こんな方がよくいます。

確かに、体調を崩して病院に行けば、ドクターに「栄養のあるものを摂るように」と指示されますし、加齢とともにむりがきかなくなるので、健康のために栄養を摂らなきゃと思われるのもわかります。

近年は、食事をしっかり食べているのに、特定の栄養素が不足している「新型栄養失調」

の人が増えているともいわれています。

しかし、栄養を豊富に摂れば摂るほど健康になるというわけではありません。栄養の摂り過ぎもまた、からだに負担を与える偏った食べ方になるのです。

必要以上に栄養を摂り過ぎると、胃腸や肝臓が疲れ、からだの老化につながります。免疫力の要である胃腸や肝臓が疲れれば、免疫力が落ちて体調を崩しやすくなります。

日本人に多い「脂肪肝」の最大の原因も、栄養過多が原因といわれています。

また、栄養過多になると、若さを保つ「長寿遺伝子（サーチュイン遺伝子）」が働かなくなって、病気にかかりやすくなるといわれています。

特に肉など動物性タンパク質の摂り過ぎは、がんや心臓病などの引き金になるということを栄養科学の第一人者T・コリン・キャンベル博士や、抗がん剤の世界的権威でノーベル賞候補でもある前田浩博士も指摘されています。

つまり、加齢で体調を崩しやすい人ほど、動物性タンパク質をはじめとする栄養を必要以上摂り過ぎず、胃腸を休める食事に切り替えることが大切なのです。

特に季節の変わり目で気温差があるときや、いそがしくて寝不足のときなどは、通常より体調を崩しやすいので、胃腸を休める食事を摂るようにしましょう。

胃腸と肝臓を休めて体調を整えるには、腸内環境をよくするヌルヌルした海藻類やみそなどの発酵食品、胃の粘膜を保護する納豆などのネバネバ食品を多めに摂り、普段よりも薄めの味付けにしましょう。

巻末には胃腸と肝臓に休息を与えながらお腹を優しく満たし、体調を整えるレシピをいくつか紹介しています。ちょっと体調を崩しそうだなあというときにぜひお試しください。

アンチエイジングにピーナッツバター

ここ数年、食パンが流行っているようですが、みなさんは食パンにどんなものを塗って召し上がっていますか？

私のおすすめはピーナッツバターです。

ピーナッツバターというと「子どものお菓子みたいで、大人にはちょっと……」「こってりしていて太りそう……」という印象をお持ちの方が多いようです。

でも、ピーナッツバターこそ大人におすすめのアンチエイジング食品なのです。

なぜなら、ピーナッツバターは、頭や血管のアンチエイジングに役立つ栄養素の宝庫だからです。

落花生をペースト状にしたピーナッツバターは確かにこってりしていますが、いわゆるバターと違って乳脂肪分ゼロです。

しかも、ピーナッツバターには、動脈硬化を予防するのに役立つオレイン酸やリノール酸、抗酸化力のあるビタミンE、疲労回復に役立つビタミンB_1やナイアシン、肌に潤いをもたらすビタミンB_2、代謝を促すビタミンB_6、そして良質な植物性たんぱく質や食物繊維がたっぷり含まれています。

また、ピーナッツバターに豊富なレシチンは、脳の働きを活発にする神経伝達物質のアセチルコリンを作り出すので、認知症の予防にも役立ちます。

さらに、ピーナッツの薄皮に含まれる抗酸化物質のレスベラトロールには、からだの老化を遅らせる働きがあるといわれています。皮も食べることで、ほかの栄養素の吸収を高める効果も期待できます。

余談ですが、私はアメリカにある「エサレン研究所」という代替医療のさまざまなワークショップを行う、世界でも有名なコミュニティで１９８０年代に研修を受けたことがあるのですが、そこで提供された食事にもピーナッツバターが活用されていました。

世界各国から学びに来ていた研修生たちがピーナッツバターをパンやりんご、バナナにまでたっぷりとつけて頬ばっていたのには、カルチャーショックを受けました。

ピーナッツバターは市販品を買わなくても自宅で簡単に作れますし、保存料を入れなくても常温で約3か月間も日持ちします。

甘味を付けなければ、ゴマペーストのように野菜と和えたりして料理にも幅広く活用できます。

料理用に使うピーナッツバターと、パンに塗る甘いピーナッツバターの2種類が同時に作れるレシピをご紹介しますね。

ピーナッツバター

無添加の手作りピーナッツバターは
風味も味も抜群です。

•冷蔵保存：約3か月

材料 **作りやすい分量**

素焼き薄皮つきピーナッツ……500g
オリーブオイル……適宜　塩……少々
はちみつ……20g

作り方

1. ピーナッツ、オリーブオイル、塩をフードプロセッサーに入れ、なめらかになるまで5分ほど撹拌する。

2. 1を半量ずつに分け、半量はそのまま、半量に、はちみつと塩1g（分量外）を加えて撹拌する。

Memo

白みそと混ぜてディップにしたり、豆腐ステーキのソースにするなど幅広く使えます。

更年期のお悩みには〝ほたて〟が一番おすすめです

更年期障害というと女性特有と思われがちですが、男女両方にあります。相談者の方々にも男女問わず、更年期の不調にお悩みの方がいます。

40〜50代に多い女性の更年期障害は、閉経によって女性ホルモンのバランスが変わることで起こります。

男性も加齢で男性ホルモンが減少しますが、食事の偏りがある人ほど更年期障害が表れやすいといえます。

どんな人でも加齢は避けられませんが、四十肩や五十肩、ほてりや動悸、めまいなどの更年期障害に苦しむ人と、まったく軽症の方がいます。

どうせなら、更年期を楽に乗り越えたいですよね。

私自身は仕事柄、食生活に気をつけているので、更年期のトラブルに悩むことはほとんどありませんでした。

みなさんもぜひ食を見直すことで更年期のトラブルを防ぎましょう。


更年期障害を防ぐのにおすすめなのは、貝です。

縄文時代の遺跡にも多くの貝塚が発見されているように、貝は古くから祖先の生命を守ってきた貴重な栄養源でした。

万物の生命の源といわれる海で暮らし、藻などの海藻類を食べている原始的な貝には、動物と植物的な性質をあわせ持つ根源的な生命力があります。

しかも貝は殻以外は全部食べられるので、その強い生命力をまるごとからだに摂り込むことができます。

そんな海のみずみずしい生命の力が、更年期のトラブルに負けない若々しいからだ作りの手助けをしてくれます。

貝の中でもおすすめなのは、ほたてです。

ほたては栄養が格段に多く、特に疲労回復に役立つビタミンB_1と、栄養ドリンクにも含まれているタウリンが多く含まれています。

また、ほたてを食べれば海洋性のオメガ3脂肪酸も摂取できます。

オメガ3脂肪酸を摂っていると、動脈硬化や認知症になりにくいといわれており、更年期のホルモンバランスの変化を乗り越える助けにもなります。

近年人気のアマニ油やえごま油もオメガ脂肪酸が豊富ですが、ほたてのほうが安価なので手軽にいただけます。

ほたては殻付きの立派なものでなく、かわいらしいベビーほたてで十分です。

冷凍品を常備しておけば、いつでもすぐに料理に使えます。

ほたてにはコハク酸といううま味成分があるのでシンプルに焼いて食べても美味しいですし、パスタやカレーなどの具材にもおすすめです。

缶詰のほたては新鮮なうちに缶に加工されますし、中の汁や油分も料理に使えるので、ほたての栄養を余すことなく摂り込めます。ただ、缶詰のほたては貝柱しか入っていない場合が多いので、できればまるごと食べるようにしたいですね。

ほたてを使ったおすすめのレシピを巻末のＰ１９０にご紹介しました。

レシピに使うわかめには、血液をサラサラにする作用のあるアルギン酸が多く含まれています。

ほたてとわかめという海の力をダブルで摂り込み、みそとしょうゆの発酵の力も加えることで、更年期をパワフルに乗り越えることができますよ。

また、ほたてとわかめはＰＭＳ（月経前症候群）など女性ホルモンバランスの乱れによる不調にもおすすめです。

たったひと口の玄米おにぎりで10歳以上若返り

今から20年以上前に、ある有名な高級料亭の女将とその息子さんが食のご相談におみえになったことがあります。

女将は60歳になったばかりということでしたが、肌は黒ずみ髪も細くパサパサで、大変失礼ながら70歳をとうに過ぎているように見えました。

病院でも肝臓がんの疑いがあると診断されていたようですが、亡くなられたご主人が検査や抗がん治療で苦労されたことから、病院のお世話にはなりたくないとのことでした。

心配した息子さんが、女将を伴って私のところにおみえになったのです。

女将に日ごろの食生活を伺うと、料理の味見も女将の大切な仕事のため、あわびに伊勢えび、毛がに、うなぎに天ぷら……と、朝から晩まで豪華な宴料理ばかり。

しかも、お客さまにすすめられればお酒も断れず、ひと口ずつ飲んでもかなりの量になります。

こうした食生活が連日続けば、胃腸や肝臓、腎臓に大きな負担がかかります。

通常、何か食べると胃で消化するのに約3〜5時間、小腸で吸収するのに約8時間、さらに18時間以上かけて大腸を通過し、排泄までに約40時間かかります。

消化時間は野菜が最も早く、次に炭水化物、最も時間がかかるのが肉などの動物性タンパク質や脂質といわれています。

女将は仕事柄、朝から晩まで高カロリー高タンパクの食べものばかりを少しずつ飲み食べする「ちょこちょこ食べ」を長年続けてきたので、胃腸は常に働きっぱなしでした。

彼女の胃腸にしてみれば、まるで過酷なブラック企業で時間外労働に追われ続けているようなものです。

年齢以上に老け込んだ彼女の様子からも、消化しきれなかったものがどんどん蓄積されて、からだが悲鳴をあげているのがわかりました。

こんな食生活を続けていては、女将のからだは持ちません。

何はともあれ、一刻も早く消化器と肝臓を休めてあげることが緊急課題です。

私は思い切って女将に今の食生活をいったんリセットし、約3か月間は「粗食」に徹するようにアドバイスしました。

実際に女将に食べていただいた朝・昼・夕食の粗食メニューをご紹介します。

「粗食」の朝昼夕リセットメニュー

・朝食と夕食は、玄米おにぎり、自家製の漬物、塩分が薄めのみそ汁。
おにぎり……玄米9割、雑穀1割。直径5㎝に固く握り、ごま塩をまぶす。

汁物……………だしは昆布としいたけ。具は豆腐、山芋、とろろ昆布、季節の野菜。

漬物……………古漬けの梅干しやたくあん。またはぬか漬けの古漬け。
・昼食は、山芋またはわかめ入りのそば。
・間食はやめ、食事の間隔を5時間以上空ける。
・動物性食品、卵、乳製品は食べない。

粗食メニューを食べるときに大事なことは、ゆっくり時間をかけて消化液を充分に出すことです。

たとえば、玄米おにぎりをいただくときは、ひと口だけ口に入れたら、目を閉じて何度もゆっくりかみます。

かむことで唾液、胃液、膵液などの消化液が分泌され、消化吸収がよくなります。

かみ続けているうちに、おかゆ状になった玄米や雑穀のやわらかな甘味が口いっぱいに広がっていきます。

甘く感じるのは糖質がでんぷんに分解されたからです。それによって血糖値の急上昇が抑えられます。

それでもまだかみ続けていると、これまで食べていたときには気づかなかった「滋味」が喉から胃の中へと広がっていくのがわかります。

「なぜ目を閉じて食べる必要があるの?」と不思議に思われるかもしれませんが、みなさんもぜひ試してみてください。びっくりするほど美味しく感じますから。

目を閉じて視覚的な情報が閉ざされると、必然的に食べることに気持ちが集中するので、口に入れた食べものがからだに入っていく過程がしみじみ実感できるのです。

じつは女将にすすめた粗食は、比叡山で行われている荒行で有名な「千日回峰行」の知恵に基づいています。

女将の粗食は千日回峰行ほど過酷なものではありませんが、ぜいたくな食生活に慣れた身には大変だったかもしれません。

それでも、女将は豪華なごちそうとは真逆の質素な玄米おにぎりをひと口ゆっくり味わった後、こうおっしゃいました。

「ああ、美味しい……。食べもののありがたみをこれほど感じたことはありません」

たったひと口の玄米おにぎりでも、食べ方を変えるだけで、からだ全体で滋味という、食と命の強いつながりを堪能できるのです。

女将にはその後もまるごと野菜スープ（P38参照）を加えた粗食生活を継続していただきました。

女将もからだを治したい一心でがんばってくださいました。

――それから1年ほど経ったころ、久々に息子さんと一緒におみえになった女将の姿に目を見張りました。

くすんでいた肌は透明感のあるピンクになり、白髪にも艶がありました。体形もシュッと引き締まり、実年齢より10歳以上も若返っておられたのです。

「1年ぶりに病院で検査を受けたら、すべて正常値に戻っていました」と息子さんの声も弾んでいました。

食生活を粗食でリセットすることによって内臓も血管も若返ったのです。

あれからかれこれ20年ほど経ち、女将も80代を迎えられましたが、今も食生活には気をつけていらっしゃるので、相変わらず若々しくお元気です。

グルメな食生活を謳歌《おうか》されている方は、ときには粗食でリセットしてみてはいかがでしょう。

高価な化粧品やサプリメントに頼らなくても、普段の食べ方を見直すだけで、からだの内も外も若返りますよ。

三食摂っても断食の効果が得られます

美容や健康に断食（ファスティング）がいいと話題になったことがあります。

人気タレントさんたちが実際に断食を行って、こんなに体調がよくなりました、こんなに肌がきれいになりましたと語ったことから、それにならって断食を試みる人も続出しました。

断食をすると、日常的に疲れている胃腸などの消化器官や肝臓を休ませることができるので、消化や解毒の機能が回復し、さまざまな不調を改善するのに役立ちます。

ただ、今まで食べたいときに食べたいだけ食べてきた人がハードな断食をしても、空腹に耐えかねて挫折してしまいます。

また、週末だけがんばって断食しても、断食明けに猛烈な空腹を満たそうと、いわゆるドカ食いをしてしまえば、逆に胃腸や肝臓に大きな負担をかけてしまうことになります。

こうした断食の失敗を防ぐには、一晩だけのお腹のおそうじ断食がおすすめです。

断食というと、何日も水分だけでがんばるイメージがあるかもしれませんが、たった一晩でも断食の効果を得る方法があるのです。

しかも、夕食をこんにゃくに置き換えるだけで、胃腸を休ませて排泄を促す、プチ断食効果が得られます。

実際に20時間の一晩断食の方法をシミュレーションしてみましょう。

一晩断食の方法

12時に普段通りに昼食を摂り、13時前には完了します。

麺類のようにツルっとしたのど越しのものは夕食を待たずに空腹を感じやすいので、昼食にはかためのパンや五穀米のご飯がおすすめです。

←

13時より断食をスタート。おやつを食べず、飲み物は白湯だけ。

←

18時（断食開始から5時間）。夕食は「こんにゃくステーキ」と白湯。こんにゃくをしっかり焼いて水分を飛ばします。しょうゆや柚子こしょうをつけると、香ばしくなって美味しく食べられます。よくかみしめて食べると満足感が得られますし、こんにゃくはお腹の中で膨らむので夜もあまり空腹を感じません。

↓

23時に就寝（断食開始から10時間）。寝る前に白湯を1杯飲みます。

↓

朝7時に起床（断食開始から18時間）。目覚めに白湯を1杯飲みます。

↓

朝9時に断食終了（断食開始から20時間）。普段通りに朝食をいただきます。朝食に歯ごたえのあるかためのパンや五穀米を食べると、唾液がよく出るので空の胃袋に負担がかからず、排泄もスムーズです。

いかがですか？　断食といいつつ、朝昼晩の食事は一食も抜いていません。

これなら空腹に苦しむことなく、断食できますよね。

空腹に苦しまず、楽に断食できるポイントは、夕食のこんにゃくです。

こんにゃくは昔から「お腹の砂おろし」とか「胃腸のほうき」と呼ばれています。

こんにゃくの原料であるこんにゃく芋の成分コンニャクマンナン（グルコマンナン）は、こんにゃくに加工すると体内で消化されない不溶性食物繊維になります。

不溶性食物繊維は胃や腸の中で水分を吸って膨張し、お通じをよくしたり、血糖値の上昇を抑える働きがあります。

断食中にこんにゃくを食べることで、空腹に苦しまなくて済むだけでなく、消化器官や肝臓の回復にも役立つのです。

食べ過ぎや飲み過ぎが続いて、胃腸が疲れているなあ、からだがだるいなあという方は、ぜひこの一晩だけのお腹のおそうじ断食を実践してみてください。

一日一食の健康法は誰にでも合うわけではありません

健康意識の高い方の中には、一日一食や粗食を実践している方がよくいます。

ただ、一日一食の粗食が誰にでも合うわけではありません。


ある相談者の男性Dさんは、ＩＴ関連企業に勤める40代の独身ビジネスマンで、20代後半のときに体重が80kg以上のメタボ体型だったため、一念発起して一日一食の生活に変え、3年間でマイナス18kgのダイエットに見事成功したそうです。

その後も、彼はリバウンドしないように一日一食習慣を継続していました。

自然農法も行っており、野菜は自分の畑で採れたものだけを使っていました。

それほど食や健康に対する意識が高いにもかかわらず、Dさんは視力が低下したり、気力や体力が衰えるなど、さまざまな不調にお悩みでした。

Dさんの食事内容を伺うと、主食は押し麦入りの白米。みそ汁の具材やおかずは自分の畑で採れた野菜だけ。それに梅干し、ごま塩という徹底した粗食でした。これを10年以上も続けていたのです。

彼の食事の栄養バランスを見ると、大半が糖質で、三大栄養素のタンパク質と脂質が圧倒的に不足しています。

タンパク質は筋肉や臓器を作るのに欠かせず、脂質はホルモンや細胞膜、核膜を作るのに不可欠です。

肉も魚も食べない菜食主義の方でも、植物性のタンパク質と脂質を工夫して補っています。

しかもDさんは自分の畑で採れた野菜しか食べず、その季節にたくさん採れた野菜は毎食、不作だった野菜はまったく摂らなかったため、ビタミン類やカルシウムなどのミネラル類のバランスも偏っていました。

そうした偏りがDさんの外見にも表れており、歯茎は紫色で、まぶたの裏側は血の気がなく真っ白でした。まさに貧血の兆候です。

会社の健康診断でも貧血や肝機能の低下が指摘されていました。

日頃から栄養を摂り過ぎている人なら、一日一食の健康法や粗食も有効かもしれません。しかし、Dさんのような自己流の粗食では、どうしても必要な栄養が不足してしまうのです。

そもそも世俗を離れて暮らす修行僧ではないのですから、働き盛りのビジネスパーソンの食生活に一日一食の粗食は適していません。


私はDさんの偏った栄養バランスを補うために、主食は玄米か五穀米に置きえていただき、おかずは野菜と海藻類を5種以上摂る「まるごと野菜スープ」（P38参照）をおすすめしました。

一品の料理に5色の野菜や海藻を入れることで、ファイトケミカルをはじめ、各種ビタミンやミネラル、植物性油脂などが偏りなく摂れます。

また、カルシウムや良質な脂質を補給するために、具材に煮干しを多めに入れていただくようにお願いしました。

さらに、おかずには、タンパク質を無理なく摂り入れられる「発酵塩豆腐」（P69参照）や「発酵塩納豆」（P65参照）をおすすめしました。

――それから3か月後、笑顔で現れたDさんは以前より肉付きや血色がよくなり、ご本人も、まったく疲れを感じなくなったとおっしゃっていました。

偏った栄養バランスが改善されると、からだは正直に応えてくれるのです。

ダイエット中の女性の中にも、このように気づかないうちに必要な栄養がどんどん足りなくなっているケースが少なくありません。

一日一食や粗食を実践している人は、今一度、自分の食生活の栄養バランスを見直してみるのも、美しさへの早道かもしれませんね。

季節の食材をバランスよく食べれば太りません

糖質オフダイエットが流行った影響で、白米やパンなどの炭水化物はできるだけ控えているのに、なかなか痩せないという人がよくいます。

そんな方に食事内容を伺うと、食事ではきっちり糖質を抑えても、食事の合間に甘いものをちょこちょこつまんでいることがあります。

糖質はエネルギー源となる三大栄養素のひとつなので、糖質が足りなくなると、からだがエネルギー不足に陥ります。そのため、足りないエネルギーを補おうとして、甘いものについ手が伸びてしまうのです。

からだに必要な栄養素を抑えてダイエットしても、無理が生じてバランスが悪くなってしまいます。

ダイエットをするなら、糖質オフの偏った食べ方をするより、摂るべき栄養をちゃんと食べたほうがむりせず自然に痩せます。

私はそれを20年前に中国の杭州で受けた病人食研修で学びました。研修会場は統合医療の病院で、西洋と中医学を合体させ、気功治療と薬膳までも治療に取り入れていました。

驚いたのは病院で提供された食事です。朝から肉まんや野菜まんなどの各種マントウが並び、おかゆも種類豊富でした。昼食にもさまざまな料理が並び、夜は研修生の歓迎会が開かれてテーブルいっぱいの食事がふるまわれました。

野菜やきのこ、肉、魚と食材も多彩でどれも美味しく、2週間にわたる研修中はずっと普段の2倍もの量を食べていました。

そんなに食べていたのに、なぜか胃もたれしませんでした。

帰国後、さぞかし太ったのでは……と体重計に乗ると、驚いたことに2kgも減量していました。当時の私は今より少しふっくらしていたのですが、お腹周りも研修前より細くなっていたのです。

研修中にハードな運動をしたわけでもないのに、いったいなぜでしょう?

理由は、私が研修中に食べていた料理が、季節に応じた食材を組み合わせる薬膳ベースの料理だったからです。

研修先の杭州は日本とよく似た温帯気候で、滞在したのは春から夏への季節の変わり目でした。

そうした時季に合わせて、からだを穏やかに温める食材と、からだに負担をかけず、熱を逃がす食材をバランスよく取り入れた献立が毎日出されていたのです。

そうした料理は胃腸の働きを整えて代謝を促し、余分な脂肪をスムーズに排泄してくれます。

おかげで、私は普段の2倍もたくさん食べていたのに、自然に痩せられたのです。

私は中国にダイエットの方法を学びに行ったわけではありませんが、食材の組み合わせと調理法が健康的なダイエットにもつながることを身をもって知りました。

糖質オフダイエットのように痩せるため何か特定のものを食べないという偏った食べ方より、季節に応じて多様な食材を摂るほうが、美容にも健康にもいいのです。

カロリーゼロの水でも太ります

水はカロリーがゼロなので、ダイエット中の空腹しのぎに水を飲む人がよくいます。

ある相談者の女性は、1日に2ℓもの水を飲んでいました。

ダイエット中は食事から摂るミネラルが不足しがちになるので、ミネラル入りの水を飲んでミネラル補給にも気を配っているということでした。

さらに、食事量も抑えているにもかかわらず、彼女は全然痩せないどころか、逆にお腹や足などの下半身がぽっちゃりしてきたと嘆いていました。

彼女がダイエットしてもいっこうに痩せなかったのは、水の飲み過ぎが原因です。

なぜなら、水を摂り過ぎると、腎臓に負担がかかって余分な水が排出されず、からだに溜まってしまうからです。

余分な水が溜まれば下半身がむくんで、ぽちゃぽちゃした水太り体形になってしまいます。

水毒は水の摂り過ぎが原因です

東洋医学では、からだに必要以上に水が溜まることを「水毒《すいどく》」といいます。水毒とはからだの水分が全身にうまく巡らず、濁った水が悪作用を起こす症状です。

水は下半身に溜まりやすいので、水毒になると上半身は渇いた状態になります。そのため、水を飲んでも飲んでも、逆にのどが渇いてしまうという現象が起きます。するとさらに水を必要以上に飲んでしまい、ますます水太りするという悪循環に陥るのです。

水毒による水太りを防ぐには、同じ水でも、温かな白湯を飲みましょう。

白湯なら血流がよくなり、代謝も上がるので、余分な水を排出するのに役立ちます。

ちなみに、塩分が多いスナック菓子や練りもの、ハムやソーセージが好きな人も、水毒になりやすい傾向があります。

なぜなら、それらには塩分（ナトリウム）が多く含まれているので、からだが水分を欲してしまい、水を飲み過ぎてしまうのです。

水を飲み過ぎると体内のナトリウムとカリウムのバランスが崩れて、からだがむくむだけでなく、腎臓にも負担をかけます。

塩分を多く摂ったときは、ナトリウムとカリウムが1対1の理想的なバランスになるように、カリウムが多く含まれたきゅうりやトマトを食べるのがおすすめです。

また、にんじんやキャベツ、昆布、しょうがを使ったスープや炒めものなども、水毒による冷えやむくみ、水太りを改善するのに役立ちます。

缶ジュースでメタボを解消したお医者さん

ある相談者のAさんは、内科の医師でした。

彼との出会いは忘れもしません。ある夏、病院で健康診断を受けている最中、目の前にいた医師が突然苦しそうにうずくまったのです。それがAさんでした。

慌てて飛んできた看護師さんにベッドに寝かされたAさんは、茫然《ぼうぜん》と立ち尽くす私に向かって苦しそうにあえぎながらいいました。

「ごめんなさい、このところ寝不足続きだったもので……」

「どうぞごむりなさらず、おだいじになさってくださいね」

どちらが医者なのかわからないような会話を交わしてから数日後——

健診結果をもらいに病院を再訪すると、Aさんが現れてばつが悪そうにいいました。

「じつは単身赴任で三食とも外食という生活を続けていたら、急に8kgも太っちゃいましてね。そのせいか不整脈もあって倒れてしまって……」

Aさんは胃と腸のあたりがポッコリした典型的なメタボ体型でした。しかものぼせ症らしく、顔が上気して赤く、呼吸も上ずっていました。

いろいろ不調を抱えている様子のAさんからあれこれお話を伺っているうちに、彼の食改善のお手伝いをすることになったのです。

「いそがしいので、つい手軽に美味しく食べられるものになっちゃって……」というAさんの毎日の食事内容を聞くと、まさに「医者の不養生」を地でいく食べ方でした。

朝から牛丼屋さんで朝定食。昼は必ずラーメン。夜はレアステーキにワイン、あるいはお寿司屋さんで好物の大トロ。つまみの唐揚げにはマヨネーズをたっぷり。

Aさんは野菜不足で脂肪過多な食事を続けるうちに、内臓に脂肪がどんどん蓄積してメタボ化していったのです。

私はAさんにまずトマトの缶ジュースを毎朝飲むようにおすすめしました。

1か月にわたりトマトジュース朝食を続けたAさんは、顔の上気がとれ、上ずった呼吸も穏やかになって、のぼせ症が治まったようでした。

「なぜトマトジュース?」と不思議に思われるかもしれませんね。

薬膳ではトマトはからだを冷やす「寒性・涼性」の食品なので、解熱に利用されます。そのため、トマトジュースはのぼせ症の余分な熱を取るのにぴったりなのです。


のぼせ症が治まったので、今度はAさんに内臓を温めて余分な脂肪を排出するために、温かい野菜スープを朝晩飲んでいただくようにお願いしました。

といっても、市販の野菜缶ジュースに、キャベツやにんじんなどのカット野菜とカットわかめを入れて煮るだけの簡単スープです。

包丁もまな板も使わず、鍋に食材を投入して煮るだけなら、自炊が苦手な男性でも簡単に作れますから。

作ったスープを小分けのスープストックにして冷凍しておけば、いつでも温めて飲めるので便利です。

お好みでスープにみそを入れてみそ汁にするなど、アレンジもできます。

Aさんにはこの野菜スープのほかに、昼食は定番のラーメンをやめてうどんかそばに置き換えてもらい、夜の外食はできるだけ酢の物の入った和定食を選ぶようにお願いしました。


この食べ方を続けていただいて3か月もした頃——Aさんの体重は5kgも落ち、ポッコリ突き出ていたメタボなお腹も目立たなくなっていました。

さらに、内臓脂肪が落ちたせいで、不整脈も解消していました。

手軽に買える市販の缶ジュースを利用した食生活に変えるだけで、Aさんは見違えるように健康になったのです。

もしAさんに無理な食事制限や手間のかかる料理をおすすめしても、おそらく3日と続かなかったでしょう。

大切なのは、決して無理せず、手軽に買える食材を利用して毎日続けることです。

それが、食べ方ひとつで不調を解消するコツなのです。

第５章

食の力で万病を治す

夏の暑さ対策には カレーが効く

猛暑が続く季節は暑気あたりでぐったりする方が増えます。

夏の暑さを元気に乗り越えるには、カレーがおすすめです。

カレーにもいろいろありますが、私がおすすめしたいのはインドやスリランカで伝統的に食べられているスパイスの効いたカレーです。


1年を通して暑さの厳しい地域のカレーには、からだにこもった余分な熱を放出する薬効のスパイスが使われています。

インドやスリランカに行ったことがある方はよくご存じだと思いますが、現地の人は朝昼晩と三食カレーを食べるのが普通です。

私もインドの伝承医学アーユルヴェーダを学びに南インドを初めて訪れた際、2週間以上ずっとカレーだけの毎日を過ごしました。

スパイスも具材も異なるのでカレーの種類は多彩ですが、真夏には気温が40℃以上になる土地で、朝からどろどろに煮込んだ熱いカレーを食べるなんて……と、最初はかなり戸惑ったのを覚えています。

ところが、「郷に入れば郷に従え」と観念してカレーを食べ続けているうちに、インドの耐えられないような暑さがだんだん平気になってきたのです。

きっと現地の人と同じように毎日食べているカレーが、からだに余分な熱がこもるのを防いでくれたのでしょう。

やはり暑さ対策は暑い国の食べ方に学ぶ必要があるなあとしみじみ実感しました。

もちろん、日本はインドと違って秋冬は気温が下がるので、一年中カレーばかり食べる「ばっかり食べ」はよくありませんが、猛暑の夏は普段より多めにスパイスの効いたカレーを食べることをおすすめします。

ただし、唐辛子やしょうがはからだを温めるスパイスなので、夏のカレーに大量に使うのは控えましょう。

暑気あたりを防ぐおすすめスパイスと食材

暑気あたりを防ぐのに有効なのは、コリアンダーやクミンシード、ターメリックなど、南国産のスパイスを入れたカレーです。

コリアンダーには抗酸化作用のあるオメガ3脂肪酸が含まれており、暑さで食が進まないときも胃の働きを助けてくれます。

クミンシードにはビタミンCやビタミンE、ビタミンB_2、ビタミンB_6などの各種ビタミンが豊富なので、栄養補給や代謝促進に役立ちます。

ターメリックはインド料理の定番中の定番スパイスで、インド伝統医学アーユルヴェーダの治療薬や美容に使われます。インドの花嫁はターメリックで全身パックして、1週間ほどからだの解毒をしてから結婚式に臨むそうです。

カレーの黄色い色のもとになっているのは、ターメリックに含まれているクルクミンというポリフェノールです。

クルクミンは抗酸化作用のあるファイトケミカルの一種で、肝臓の働きを助ける作用があります。お酒が好きな方はご存じかもしれませんが、「ウコン」はターメリックの別名です。

これらのスパイスを使えば余分な熱を放出できるのはもちろん、市販のルーを使わなくてもすっきりした味わいの薬膳カレーに仕上がります。

カレーの具材には、インドでよく使われるムングダルがおすすめです。

耳慣れない名前かもしれませんが、日本名は「緑豆」といい、もやしや春雨の材料にも使われています。

漢方ではからだにこもった熱を冷ましたり、解毒、利尿に用いられています。

緑豆には代謝や免疫機能を助ける働きのある緑豆サポニンや、女性ホルモンと似た働きをするイソフラボンが含まれているので、特に女性におすすめです。

台湾スイーツにも緑豆がよく入っているので、カレーを食べた後のデザートにもおすすめです。


私が夏によく作っている「緑豆の薬膳カレー」（P192参照）には、こんにゃくも入れます。

インドのカレーにこんにゃくが入っているわけではありませんが、こんにゃくを入れると、カレーのとろみに弾力のある歯ごたえがプラスされます。

こんにゃくは水溶性食物繊維が豊富なので、暑さで弱った腸の働きを助けるのにも役立ちます。漢方ではこんにゃくは熱冷ましや解毒に使われる食材です。


ちなみに、カレーを食べるときは、口当たりのひんやり冷たい水や、生野菜のサラダがほしくなるかもしれませんが、インドでは冷たいものは厳禁です。

なぜなら、冷たい水や生野菜は内臓を冷やすからです。

インドではカレーを食べるときに水を飲まないどころか、生野菜のサラダを食べる習慣もなく、口にするのは基本的に火を通したものです。

その理由は内臓を冷やさないためです。内臓を冷やすと、新陳代謝や排泄の働きが悪くなってからだに熱がこもり、まるでサウナに入ったような熱気を帯びてしまうのです。

内臓を冷やさないためには、カレーのお伴に冷たい水ではなく、白湯か温かなウーロン茶を飲みましょう。

また、食後には温かな緑茶やホットチャイ、ホットコーヒーがおすすめです。

ほてり症には
まるごときゅうり

真夏に顔が赤くなって熱っぽくなったり、イライラ怒りっぽくなったり、あるいはドキドキ動悸がしたり、息切れがして頭がぼーっとしたりした経験はありませんか？

それは「ほてり症」の典型的な症状です。

ほてり症の人はからだに熱がこもって体内がサウナのようになっているので、ぐったりします。

そんなとき、なんとか精をつけようとして焼き肉のようなエネルギー量の高いものを食べると、かえって逆効果になります。

なぜなら、食事で得た熱エネルギーがさらにからだにこもってしまい、ますます体力を消耗して疲労感が激しくなってしまうからです。

昔の人は、真夏に生のきゅうりを頭からまるかじりして暑さをしのいだものです。ちょっと原始的な感じがするかもしれませんが、じつはこれはとても理にかなった方法なのです。

水分が90％のきゅうりは、からだにこもった熱を冷まし、全身に水を巡らせたり、塩分を排泄する働きがあります。

そのため、きゅうりを生かじりするだけでほてり症を抑える薬になるのです。

昔の人はそうしたことを生きる知恵としてよく知っていたのでしょうね。

私たちも昔の人の知恵にならって、きゅうりを食べて酷暑を乗り切りましょう。

食べ方はとても簡単です。きゅうりを半分に切り、芯に割りばしを挿してアイスキャンディーのように氷の上に並べれば、見た目にも涼やかです。

お好みで塩やみそをつけても美味しいですよ。

夏に私の孫が遊びに来たとき、割りばしを挿したきゅうりを出すと、「きゅうりのキャンディだ」と喜んで食べました

子どもに冷たいアイスクリームをあげると内臓が冷えてかえって体調を崩す原因になりますが、きゅうりなら暑がりの子どもの熱も穏やかに取り去ってくれます。

ストレスを軽減する「お・さ・か・な・す・き・や・ね」

会社ではずっとパソコンで作業し、移動中や自宅にいるときはしょっちゅうスマホを眺めている――働き盛りの方にお話を伺うと、そんな方が珍しくありません。

デジタル機器に長時間触れていると、からだが緊張してストレスがかかり、自律神経が乱れて血流が悪化するので、さまざまな不調を引き起こしてしまいます。

簡単に転職はできませんが、食べ方を変える〝転食〟なら、そうしたストレスを軽減することができます。

ストレスが溜まっている相談者の方にはいつも「お・さ・か・な・す・き・や・ね」をできるだけ摂るようにしてくださいね、とアドバイスしています。

これは、「お茶・魚・海藻・納豆・酢・きのこ・野菜・ねぎ」という8種の食材の頭文字です。この8種をバランスよく摂るだけで、自律神経の乱れが整って血流がよくなり、ストレスが緩和されるのです。

ひとことでお茶や魚といっても種類がいろいろあって迷われるかもしれないので、効果が高く、手に入れやすいおすすめ食材をご紹介しますね。

お茶を選ぶなら、はと麦茶がおすすめです。

はと麦茶は穀類の滋養が豊富で、血液の流れをスムーズにする働きがあります。

魚を選ぶなら、鮭がおすすめです。

鮭はスーパーフードと呼ばれるほど、栄養バランスがよく、海洋性のオメガ3脂肪酸のDHAとEPAが豊富に含まれており、血液をサラサラにして、脳の認知能力を高める効果があります。

最近の研究結果では、DHAとEPAがガンの発生と増殖を抑える働きがあることもわかっています。

オメガ3脂肪酸は体内では作れませんが、鮭を食べることで自然に補えます。

また、鮭の赤い身には抗酸化成分のアスタキサンチンも豊富です。

アスタキサンチンを摂るには、養殖ではなく天然の鮭を選ぶのがポイントです。


海藻を選ぶなら、海苔がおすすめです。

海苔は天然の食品の中で最も栄養バランスがよいといわれています。

海苔のタンパク質は海苔2枚で大豆15gと同じです。

海苔に含まれるタウリンは肝臓の修復に、ビタミンCは風邪予防に役立つので、食事はもちろんおやつにも最適です。


納豆は麹菌で発酵させた「発酵塩納豆」にして常備するのがおすすめです（作り方はP65参照）。

納豆に含まれるナットウキナーゼは血流をサラサラにする効果があります。

また、発酵食品の善玉菌にはストレスで悪化する腸内環境を整える働きがあります。

酢を選ぶなら、天然醸造の米酢がおすすめです。米を麹菌で発酵させた米酢には、ストレスを和らげたり、摂り過ぎた栄養が脂肪に変わるのを防いでくれる働きがあります。原料にアルコールの表示がある酢は発酵食品ではないので、アルコール表示のない酢を選ぶのがポイント。

チャーハンや野菜炒めなどに米酢をひとさじ入れるとコクが出ますよ。

きのこを選ぶなら、えのきがおすすめです。

えのきにはきのこの中でもビタミンB_1が大変豊富で、自律神経のバランスを整える神経伝達物質のＧＡＢＡ（ギャバ）が多いので、リラックス効果が期待できます。

えのきの根っこを切って冷凍してから調理すると、より消化しやすくなります。

野菜を選ぶなら、旬の青菜がおすすめです。

例えば春なら菜の花、夏ならモロヘイヤ、秋ならチンゲン菜、冬ならほうれん草など、旬を迎える青菜には、その季節に必要な栄養がたっぷり備わっています。

青菜というとお浸しにすることが多いかもしれませんが、ゆでるときにビタミン類が流れてもったいないので、油で炒めていただくほうがおすすめです。

ねぎを選ぶなら、玉ねぎがおすすめです。

玉ねぎに含まれる辛味成分には、血流をよくしたり、自律神経を整えてストレスを緩和する働きがあります。

ストレスが溜まっているとき、これらの食材を意識的に摂るようにすれば、からだの中から自然とリラックスできますよ。

良質な油は海産物から摂取できます

私が料理に使う油は、オリーブオイル、純正菜種油、純正米油、純正ごま油です。

数年前に、マーガリンやショートニングに代表されるトランス脂肪酸（植物油を加熱加工した化学的な油）や、バター、マヨネーズ、肉類に多い飽和脂肪酸が心疾患や肥満の原因になると問題視されるようになってから、特に油の種類を気にする人が増えたようです。それに伴って、スーパーの棚の食用油のコーナーにもアマニ油やえごま油が並ぶようになりました。

相談者の中にも、「健康のためにアマニ油やえごま油など、からだにいい油を使うようにしている」という方がときどきいます。

アマニ油もえごま油もオメガ3脂肪酸（α-リノレン酸）が豊富に含まれているため、太りにくく、血液サラサラ効果があり、肌や脳にもいいといわれています。

オメガ3脂肪酸は体内で作ることができないうえ、現代人の食生活では不足しがちなので、意識的に摂る必要があります。

ただ、亜麻の種子を原料にしたアマニ油や、えごまの種子を原料にしたえごま油は、原料が希少なので割高になります。

もったいないからと、ちょっとずつ大事に使っている方がいますが、それでは酸化が進み、かえってからだの毒になりかねません。

アマニ油やえごま油はとても酸化しやすいので、開封後はできるだけ早めに使いきらないと、油がどんどん劣化してしまうのです。

また、室内照明に当たるだけでも酸化するので、遮光性の容器に入れておく必要があります。

さらに、アマニ油やえごま油は加熱にも弱いので、炒めものなどに使うと毒性のある物質が発生して肝臓に負担がかかってしまいます。

それでは、どうやってオメガ３脂肪酸を摂ればいいの？――と疑問に思われるかもしれませんね。

オメガ３脂肪酸は、鮭、まぐろ、かつおなどの魚、ほたてやあさり、しじみなどの貝類、昆布やわかめ、ひじきなどの海藻類にも含まれています。

植物性オメガ３のアマニ油やえごま油を摂らなくても、海洋性オメガ３の海産物を毎食摂れば、からだに必要なオメガ３脂肪酸を自然に摂取できるのです。

しかも海洋性オメガ３のほうが、ガンの発達や増殖の抑制効果が８倍も高いという研究データもあります。

お通じの改善には ごぼうより長芋

便秘に発酵食がいいというお話をしましたが、お通じのために食物繊維を摂っている方も多いと思います。

でも、「食物繊維の多いごぼうをたくさん食べているのに、便秘が治らない」という声をよく耳にします

じつはその原因はごぼうにあります。

食物繊維とひと言でいっても、大きく分けて「水溶性食物繊維」と「不溶性食物繊維」の2種類あります。

ごぼうに多いのは不溶性食物繊維です。不溶性食物繊維を摂り過ぎると、腸にたまってしまって便として出にくくなってしまうのです。

一方、水に溶ける水溶性食物繊維には腸の粘膜をなめらかにする働きがあるので、腸の動きの弱い人でも無理なく排便できます。

お通じがよくない方は、不溶性食物繊維の多いごぼうより、水溶性食物繊維がたっぷり含まれた長芋がおすすめです。

長芋には腸を活発にしてお通じをよくする「レジスタントスターチ（難消化性のでんぷん）」が多く含まれています。

レジスタントスターチは大腸まで届くので、腸内細菌のエサになって善玉菌を増やしてお通じをよくするのに役立ちます。

ダイエット中の女性の中には、「芋を食べると太るのでは？」と敬遠する人がいます。でもご安心を。長芋はコレステロールや老廃物を排泄してくれるので、むしろダイエットしている方にこそおすすめなのです。

しかも、長芋は活力をつける漢方薬としても使われる食材でもあるので、お通じの改善やダイエットだけでなく、疲労回復にも役立ちます。

長芋を使った和え物のレシピを巻末（P194参照）でご紹介しています。発酵食と合わせて摂ることでさらにお通じ改善に役立ちます。

不眠症の夜食にはお茶漬けよりシリアル

昨今は不眠でお悩みの方が増えています。

ある相談者は、テレビ関係のお仕事で毎晩遅くまで残業して帰ってくると目がさえてしまい、なかなか眠れないとお悩みでした。

眠れないと小腹が空いてくるので、夜食にあっさりしたお茶漬けをいつも食べていたそうです。

それでもすぐに目が覚めてしまい、朝になってもスッキリしないということでした。

確かに小腹が空いたままではよく眠れませんよね。

お茶漬けならご飯にお湯をかけるだけでサッと即席で小腹を満たせるので、夜食の定番ともいわれています。

でも、夜食のお茶漬けが不眠の原因になることがあるのです。

なぜなら、お茶漬けはサラサラッと流し込んで食べられるので、どうしてもよくかまずに飲み込んでしまうからです。

よくかまなければ、消化を助ける酵素が含まれた唾液が充分に出ないので、その分、胃腸ががんばって消化しなければならなくなります。

真夜中も胃腸が働いていると、眠りの質が悪くなり、不眠の原因になってしまうのです。不眠が続けば、体内時計が乱れるのでますます夜眠れなくなり、昼間に眠気に襲われて仕事のパフォーマンスが落ちるという悪循環に陥ります。

眠りに悪影響を与えないためには、お茶漬けよりシリアルを夜食に摂りましょう。シリアルは、とうもろこし・オーツ麦・小麦・大麦・玄米などの穀物を、押しつぶして薄いフレーク状にしたものです。

一般にシリアルは朝食の定番のように思われがちですが、シリアルに含まれている炭水化物やタンパク質を摂ると、代謝に影響を与えるホルモンの働きで睡眠を促すという研究報告もあります。

そもそもシリアルは、コーンフレークで有名なアメリカのケロッグ社の創始者のケロッグ博士が病気の療養食として開発した食品でもあります。穀物をベースにしたシリアルには、炭水化物やタンパク質をはじめ、ビタミンやミネラル、食物繊維などの各種栄養素が含まれています。

しかも、シリアルはよくかまないと飲み込めないので、お茶漬けのように流し込む食べ方にならず、唾液がよく出て胃腸に負担をかけません。

もし小腹が空いて眠れないときは、シリアル大さじ5～6杯をヨーグルトに混ぜて、よくかんで食べましょう。さらにホットミルクにココアを混ぜて飲むと、ココアに含まれるテオブロミンの作用でリラックス効果がアップします。

これなら睡眠中に腸に負担をかけないので、睡眠の質を下げる心配がありません。

シリアルの中でもオーツ麦を使ったミューズリーは、特にタンパク質や食物繊維、ビタミンB群が豊富なので、働き盛りの方におすすめですよ。

間食がやめられない人のおやつには「コ・コ・ナッツ」

「家にいると口さみしくなるので、ついスナック菓子に手が伸びる」

「お腹が空くと仕事に集中できないので、おやつが欠かせない」

そんなふうに、間食するのが当たり前になっている人がよくいます。

おやつを食べてほっと一息つくひとときも大切かもしれませんが、菓子類は脂質や糖質などが多いので、それが積もり積もると、高血圧や糖尿病など、さまざまな成人病を招く原因になってしまいます。

私は間食が癖になっている方のおやつに、「コ・コ・ナッツ」をおすすめしています。

といっても、ココナッツの実を食べてくださいという意味ではありません。

私のいうココナッツは、「昆布・こんにゃくゼリー・ナッツ」の頭文字です。

この3つを家や会社にセットで常備しておき、口さみしくなったり、小腹が空いたなあと感じたときに、スナック菓子などの代わりに食べていただきたいのです。

昆布、こんにゃくゼリー、ナッツには、それぞれ異なる多様な栄養素が含まれているので、おやつ感覚でさまざまな栄養補給ができます。

いずれもかみ応えがあるので、消化に役立つ唾液がたくさん分泌されます。たくさんかむことで、少量でも満腹中枢が満たされて、食べ過ぎを防ぐのにも役立ちます。

昆布、こんにゃくゼリー、ナッツの効能と選び方

昆布の効能と選び方

昆布はアルギン酸やフコイダンなどの水溶性食物繊維が多く、糖質や脂質の吸収を抑え、胃腸の働きをよくする働きがあります。

また、昆布に含まれるミネラルは消化吸収率がよく、カルシウムは牛乳の約７倍、鉄分は約39倍もあります。

さらに、昆布には疲労回復に役立つビタミンB_1やB_2も多く含まれます。

昆布のネバネバした成分に含まれるフコイダンは、胃の粘膜を保護し、炎症を修復したり、免疫力を高める作用があります。

最近では昆布に多く含まれるグルタミン酸が、アルツハイマー型認知症の予防に役立つという研究報告もあるそうです。

昆布にもいろいろありますが、ネット通販などで「おしゃぶり昆布」で検索すると出てきます。その中で、添加物がないものを選ぶようにしてください。

１回に食べる量は名刺１～２枚分を目安にしましょう（※甲状腺に問題のある人は控えてください）。

こんにゃくゼリーの効能と選び方

こんにゃくゼリーの原料に使われているのは、こんにゃくの主成分であるグルコマンナンという水溶性食物繊維です。腸の善玉菌を増やすのに役立つ水溶性食物繊維は、肥満や生活習慣病の予防が期待できます。胃の中で水と混ざると膨らむので、少量でも満足感が得られます。

こんにゃくゼリーはネット通販はもちろん、100円ショップなどでも購入できます。飲むタイプと食べるタイプがありますが、1回に食べる量は、小さなパウチに入ったこんにゃくゼリー1〜2個を目安にしてください。

キウイや、りんご、ぶどうなどさまざまな種類がありますが、人工甘味料などの添加物の入っていないものがおすすめです。

口当たりがぷるんとなめらかですが、かまずに飲み込むとのどに詰まることがあるので、よくかんで食べてください。

ナッツの効能と選び方

ナッツはこれから芽が出て植物が大きく育っていく生命力の源です。

小さな種の中に、植物の成長に欠かせない栄養がたっぷり詰まっているため、スーパーフード（健康によい栄養分を豊富に含みながら、多くは低カロリーである食品）ともいわれています。

ナッツにはビタミンやミネラルをはじめ、抗酸化作用のあるファイトケミカルが豊富なので、疲労回復やホルモンバランスを整えるのに役立ちます。

ナッツを食べると太ると思っている人もいるようですが、アメリカの健康栄養調査では、ナッツ類を日常的に食べる人は、食べない人より腹囲がスリムだったという調査結果があり、高血圧や糖尿病、がんの発症も少なかったそうです。

ナッツは、くるみやアーモンド、ピーナッツ、カシューナッツなどのミックスナッツの小袋（約20g）が幾つか入っているものを常備しておきましょう。

また、食べるナッツだけでなく、最近人気のあるアーモンドミルク（プレーンタイプ）を飲むのもおすすめです。

筋肉をつけるには牛ステーキより鶏のオイル煮

「一生懸命に筋トレをしてからだを鍛えているのに、からだが疲れやすく、すぐ体調を崩してしまう……」

最近は筋トレが流行っていることもあり、そんな人が多いようです。

筋トレというと、いかにも筋肉ががっちりしていて健康そのものというイメージがありますよね。

ただ、激しい筋トレをした後は、酷使し傷ついた筋肉の修復に免疫機能が使われるので、からだの免疫力が下がってしまいます。

免疫力が下がれば、普段なら防げるウィルスや細菌に感染しやすくなるので、筋トレで鍛えているからといって、安心はできません。ハードな運動をする人ほど免疫力が低いという研究データもあります。

筋肉をつけるにはタンパク質が必須なため、筋トレをしている人は牛肉ステーキや焼き肉など、赤身の肉を食べることが多いようです。

しかし、タンパク質は赤身肉にだけ含まれているわけではありません。

白身の鶏肉や魚、大豆などにもタンパク質が豊富です。

ちなみに、タンパク質ならどれも同じというわけではなく、食材によって同じタンパク質でも成分に違いがあります。

中でも鶏のタンパク質には、疲労を防ぐ成分「イミダペプチド」が多く含まれています。渡り鳥が何千キロも休みなく飛べるのは、胸肉にこの成分がたくさん含まれているからだそうです。

鶏の胸肉を毎日約１００g食べれば、１日に必要なイミダペプチド約２００mgを摂取できるといわれています。

胸肉はパサパサしているから苦手という方もいると思いますが、そんな方におすすめなのが、鶏肉のオイル煮です（P195参照）。

オリーブオイルににんにくとまいたけを入れて煮込んだオイル煮なら、鶏胸肉もしっとりした食感になります。

筋肉を作るためには、肝臓に含まれる酵素の働きが不可欠ですが、その活動を助けるのが、野菜やきのこなどに含まれる抗酸化物質のファイトケミカルです。

タンパク質と一緒にファイトケミカルも摂ることで、筋トレ効果も上がりますし、見た目の筋肉だけでなく、免疫力も上がります。


また、にんにくにはアリシンという疲労回復に有効なファイトケミカルが豊富ですし、まいたけにはβグルカンという免疫力を高めるファイトケミカルがきのこの中で一番多く含まれています。

さらに、まいたけにはタンパク質の消化吸収を助ける作用もあります。

タンパク質を多く摂ると肝臓に負担をかけますが、オレイン酸の多く含まれたオリーブオイルには、疲れた肝臓の機能を回復させる働きがあります。

鶏胸肉オイル煮は冷蔵庫で5～7日保存できるので、筋トレをした日に即食べることができます。

ちなみに、鶏胸肉とつながっている肩肉も胸肉と同様の栄養があります。

しかも胸肉よりジューシーで、お値打ちです。鶏の肩肉は希少部位なので、見つけたら買っておくことをおすすめします。

肉を食べたら、野菜を1・5倍摂りましょう

「どうしてこんなにいっぱい野菜を摂らなければいけないんですか？」

私が相談者に食改善の献立をおすすめすると、野菜の多さに当惑する方が少なくありません。

野菜はさまざまな栄養の宝庫であり、成人病予防に欠かせないということはみなさんもよくご存じだと思います。

でも、実際には野菜が足りていない人が少なくありません。

特に外食が多い方は、野菜が圧倒的に不足しています。

例えば、ファミレスのメインディッシュに添えられたにんじんやピーマン。

コンビニで売られているコンパクトなサラダカップの千切りキャベツやきゅうり。ファストフードのハンバーガーに挟まれているレタスやトマト。
――その程度では厚生労働省が定める成人が1日あたりに摂取すべき野菜の目標量350gには遠く及びません。

野菜不足を防ぐには、肉・魚と野菜の理想的な摂取バランスを覚えておくことをおすすめします。

肉もしくは魚が2に対して、野菜が3――これが肉・魚と野菜の黄金バランスです。つまり、肉や魚を食べたら、その1・5倍の野菜を食べるということです。

このバランスを意識した食生活を積み重ねることで、さまざまな不調が改善します。

外食の際もこのバランスを意識すると、野菜不足を防げます。

たとえば、ランチを麺類や丼ものなどで済ませて野菜がほとんど摂れなかったなら、食後に野菜ジュースを飲むことで野菜の栄養を補給できます。

昼間に野菜が十分に摂れなかったなら、夜にその分の野菜を補いましょう。

もし焼き肉に行ったなら、玉ねぎやピーマンなどの野菜も肉と一緒に焼き、乳酸菌が豊富な発酵野菜のキムチも添えれば、野菜をかなり補えます。

あるいは居酒屋に行ったなら、唐揚げや焼き鳥だけでなく、枝豆や冷奴、ポテトサラダ、筑前煮などもオーダーしましょう。

生野菜より加熱した野菜のほうが分量をたくさん食べられますし、野菜を摂ることでアルコールの害を軽減するのにも役立ちます。

もちろん、自宅で食事を作るときも、肉と野菜の黄金バランスを常に意識しましょう。

野菜をいつでも補給できる作り置きのコツ

相談者の中には、いそがしかったり、体調が悪かったりして料理に時間をかけられないという方もいます。

そんな方でも簡単に野菜を摂るには、野菜の作り置きがおすすめです。

食事のたびに面倒な野菜の下ごしらえをいちいちしなくても、野菜をまとめて煮たり蒸したりして多めに作り置きをしておけば、食べたいときに冷凍庫からサッと取り出して簡単に野菜を補えます。

たとえば「まるごと野菜スープ（P38参照）」や「天日干し野菜（P80参照）」、「発酵塩トマト（P72参照）」は、相談者の方によくおすすめしている野菜の簡単な作り置きの方法です。

野菜をマリネにして作り置きしておいても便利です。巻末に手軽にできる季節のマリネ（P196）をご紹介しますのでご参照ください。

ちなみに、マリネに使う油の種類を季節によって変えると、季節野菜のうま味が引き出され、健康効果も高くなります。

季節によって使い分けしたい油

春＝オリーブオイルや菜種油
夏＝ココナッツオイルやグレープシードオイル
秋＝米油やオリーブオイル

冬＝米油、ごま油、オリーブオイル

＊大豆油、サラダ油、コーン油、サフラワー油など、オメガ6系の油を大量に使用するのは避けましょう。

花粉症に効果あり ゼリー・寒天・こんにゃく

花粉症の季節になると、鼻水やくしゃみが止まらないとお悩みの相談者が大勢います。そうした方の食事内容を伺うと、トマトなどの夏野菜を1年を通じて食べていることがあります。

トマトは「医者いらず」といわれるほど、健康効果の高い食べものとして知られていますが、そのトマトが花粉症を悪化させている場合があるのです。

東洋医学では、花粉症などのアレルギー症状は、からだに必要以上に水分が溜まってしまう「水毒」が原因と考えられています。

トマトなどの夏野菜はからだを冷やす寒涼性の食べものに分類されますが、季節を問わず食べていると、からだが冷えて水分の代謝が滞り、水毒の原因になります。

そのため、トマトをよく食べる人は花粉症などのアレルギーになりやすいのです。

辛い花粉症を軽減するには、トマトをやめてゼリーを食べましょう。

ゼリーの代表的な材料「寒天」「こんにゃく」「ゼラチン」は、いずれも花粉症を和らげるのに役立ちます。3つの違いを簡単にご説明しますね。


寒天の原料は天草《てんぐさ》という海藻です。

寒天に含まれる水溶性食物繊維が腸内で糖や脂肪の吸収を遅らせ、腸のぜん動運動を活発にしてくれます。それによって水毒が改善されるため、寒天のゼリーを食べることで花粉症の緩和に役立ちます。


こんにゃくの原料はこんにゃく芋です。

こんにゃくにはグルコマンナンという解毒作用のある成分のほか、コラーゲンを増やして花粉症のアレルゲンをブロックする働きのあるセラミドが含まれています。

市販のこんにゃくゼリーを食べるだけでも花粉症を軽減する効果が期待できます。

ゼラチンの原料は動物の皮や骨に含まれるタンパク質のコラーゲンです。

コラーゲンは腸で吸収されませんが、一部は吸収されやすいコラーゲンペプチドに分解され、花粉症で荒れた粘膜の修復に役立ちます。

ゼラチンは無味無臭なので、ご飯を炊くときにゼラチンを米2合に小さじ3杯ほど入れたり、みそ汁に小さじ1杯ほど入れて補給しましょう。

お酒を飲まなくても食べ方で肝臓が悪くなります

「お酒を一滴も飲まないのに、健康診断で肝臓の数値が悪いといわれたんです」

ある相談者の女性は、夫に肝炎の疑いがあると指摘されたことを大変心配して、夫婦で相談におみえになりました。

ご主人のお顔を見ると黒ずんでツヤがなく、40代というのに老け込んでいました。眉山も吊り上がって、なんだか不機嫌そうに見えました。

奥さまいわく、昔はご主人も温厚な性格だったそうですが、今は常にイライラしていて息子さんと衝突することが増えたのだとか。

ご主人に食事内容を伺うと、車での移動が多い仕事のため、朝食抜きで移動しながらコンビニの甘いパンやドーナツで空腹をしのぎ、仕事帰りの深夜にパーキングエリアで唐揚げや焼き肉などを大量に食べるという不規則な食生活。それが何年も続いていたそうです。

この食べ方では、栄養バランスがよくないのはもちろん、食事時間がまちまちなので体内時計も狂ってしまいます。その結果が彼の肝臓の数値に表れたのです。

肝臓が悪いというと、アルコールの摂り過ぎが原因と思われがちですよね。

でも、アルコールの処理は肝臓の仕事のごく一部にすぎません。

肝臓には消化の際に出る老廃物を分解する大切な役目があります。

特に肉などのタンパク質を分解するときに出る有害物質を解毒するために、肝臓はフル稼働でがんばるのでとても疲れます。

この男性の場合、日中は食事をほとんど摂らないので、筋肉や脂肪に蓄えていたエネルギーを使ってからだを動かします。

するとエネルギーがどんどん消耗していくので、からだは飢餓状態だと判断します。そのときに唐揚げや焼き肉を食べれば、からだはそれを中性脂肪にして肝臓にせっせと溜め込んでいきます。

中性脂肪が必要以上に肝臓に溜まると、肝臓の血液循環が悪くなって血液が汚れ、やがて肝炎や肝硬変へと移行します。

だから、この方はお酒を一滴も飲まないのにアルコール中毒患者さん並みに肝機能が落ちてしまったのです。

体内に取り込まれた栄養素を分解、解毒してくれる肝臓の機能が悪くなると、栄養を摂り込めなくなります。そして解毒できなかった活性酸素や中性脂肪、アンモニアなどの老廃物が体中にあふれ、血液が汚れます。

血液は全身を巡っているので、汚れた血液は脳のコントロール機能にも悪影響を与え、本来は温厚な人でもイライラ怒りっぽくなってしまうのです。

でも、安心してください。肝臓は再生できる臓器です。食べ方を改善すれば、弱っている肝臓の機能を回復させることができるのです。

からだの中で一番大きな臓器である肝臓が元気になれば、からだも元気になります。

肝臓を元気にするために必要な食改善のルールは次の通りです。

肝臓を元気にする5つの食改善のポイント

1　朝昼晩の食事の分量を「朝3・昼2・夜1」の割合にする。
（1日の活力を養うため朝は多め、消化器官を休ませる夜は少食）
2　食事の8割は野菜。その中に食物繊維、ネバネバ食材、発酵食品のいずれかを入れる。
3　肝臓に負担の少ない植物性タンパク質を多く摂る。
4　動物性タンパク質は小えびや貝、小女子《こうなご》などまるごと食べられる魚介から摂る。
5　毎日の食事時間は一定にし、ズレは1時間以内にする。

いそがしい方は、このルールを完璧に守ることは難しいかもしれませんが、このルールを意識した食生活に近づけるだけで、肝臓への負担を軽減できます。

相談者の方にも、このルールをできるだけ守っていただくようにお願いしました。

そして1年後、ご夫婦そろってうれしい報告におみえになりました。

ご主人の肝臓の数値が正常値に限りなく近づいて肝炎が改善し、内臓脂肪まで減少したというのです。

初めてご相談を受けたときと比べると、ご主人の眉もなだらかになり、険しかった表情が嘘のようなえびす顔に変わっていました。

眉山の周辺には肝臓に関係するツボがあるので、肝機能が回復したことで、滞っていた巡りがよくなって表情全体が和らいだのでしょう。

以前のようにご主人と息子さんがぶつかることもなくなって、ピリピリしていた家族関係がとても円満になったと奥様がうれしそうに話してくださいました。

このように、食べ方を見直すだけで、病気になるのを防げるだけでなく、人相や性格から人間関係まで、さまざまな問題を好転させることができるのです。

肝臓をいたわる1日の献立例

実際の相談者の献立例をご紹介します。

朝食　7時

五穀米に炒りごまのふりかけ

実だくさんみそ汁（里芋、ごぼう、にんじん、わかめ、油揚げ）

小女子、オキアミ、昆布入りの発酵塩納豆

あさりのブロッコリー炒め

蒸し野菜（里芋、にんじん、れんこん、ブロッコリー）

昼食　12時（弁当）

五穀米のひじき入りおむすび
車麩とれんこんの唐揚げ
にんじんのごま和え
焼き野菜（朝食の蒸し野菜の残りを使う）
切り干し大根のカルシウム煮

夕食　18時

まるごと野菜スープ
発酵塩豆腐
野菜炒め（にんじん、にら、キャベツ、もやし、玉ねぎ）

うつの親子を復活させた「炊き込みご飯」

私のところにおみえになる相談者の中には、うつなどメンタル面の不調にお悩みの方も少なくありません。そんな方々に食事内容を伺うと――

「食事はほとんどカップラーメンやコンビニ食。深夜でも構わず食べてしまう」

「手軽につまめるポテトチップスやチョコレート、アイスクリームが食事代わり」

このように、好きなものばかり食べる偏った「ばっかり食べ」をしている方が多く、バランスのとれた食生活とはほど遠いと感じます。

食とメンタルの不調は、一見何の関係もないと思われるかもしれませんね。

しかし、うつをはじめ対人恐怖症やパニック障害などのメンタルの不調も、食べ方を変えることで改善する事例がたくさんあります。

私たちのからだは自分の力で再生や修復できるので、心が傷ついても、からだが元気になれば、それに伴って心も徐々に修復されていくのです。

気力はからだの不調と密接にかかわっており、食べ方にもそれが表れるのです。

国立研究開発法人国立精神・神経医療研究センターが約1万2000人を対象にした調査では、うつ病になったことがある人はそうでない人と比較して、間食や夜食の頻度が高く、肥満や脂質異常症の人が多かったそうです。

ある女性の相談者Bさんは、親子そろってうつ状態でした。聞けばご家族に不幸があって以来、気落ちして気力がすっかりなくなってしまったそうです。

食欲もずっとなく、お腹が空けば手近なお菓子などを時々つまむだけ。ほおがこけて顔色もひどく悪く、つらい感情をずっしり溜め込んでいる様子でした。

私はまずBさん親子のからだ作りから始めようと思いました。とはいえ、そんなときは何をするのもおっくうですから、手の込んだ料理なんて到底望めません。そこで私は

Bさん親子にこんなアドバイスをしました。

「炊飯器に米とお好きな具材を5種類入れて、スイッチを入れてください。それだけで、簡単に栄養バランスのとれた炊き込みご飯ができあがりますから」

するとBさん親子は「料理をする気力もないのに、手間のかかる炊き込みご飯なんてむりです」と力なく否定されました。


でも、じつは炊き込みご飯こそ手間をかけずに作れる栄養食なのです。

お茶碗一杯の炊き込みご飯を食べるだけで、栄養バランスのとれた「主食＋主菜＋副菜」を摂れるのですから。


ただ、うつ症状の人はエネルギーがかなり落ちていますから、通常よりも手間のかからない炊き込みご飯の作り方をアドバイスしました。

まず、下ごしらえを省くために、材料は缶詰や冷凍野菜を利用してもらいました。

これなら具材を切ったりむいたりする手間が省けます。

缶詰は保存料があまり使われていませんし、冷凍の野菜を使うことで炊飯時に水温が下がるため、かえって美味しく炊けるのです。

調味料の調合もしなくて済むように、味付けに使うのは市販のマヨネーズとケチャップだけにしました。

意外に思われるかもしれませんが、マヨネーズには卵の栄養が詰まっていますし、ケチャップにはトマトの栄養が凝縮されているので、手間をかけたくないときの調味料におすすめなのです。

最初は食欲もなくげっそりやつれていたBさん親子ですが、炊き込みご飯を作ってみたら、炊飯器から漂ってくるさまざまな具材の風味が一体となった香りにからだの奥から自然に食欲がわいてきて、気がついたらおかわりまでして食べていたそうです。

食欲不振はうつの典型的な症状のひとつですが、食欲が戻ればしめたものです。

食欲が復活することで、沈んでいた気持ちが復活し、やる気が戻ってきます。

食べることは生きる喜びにつながり、からだにも心にも生命力がみなぎってきます。

健康な人でも疲れきって何もしたくないときがあると思いますが、そんなときはぜひお好みの具材を入れた炊き込みご飯を作ってみてください。

基本的には具材を缶や袋から出して、炊飯器に放り込むだけなので、包丁もまな板も使いません。米もとがないで済む無洗米です。

さば缶や鮭の中骨水煮缶、冷凍野菜ミックスなどお好きな具材でお楽しみください。

不調・病気知らずの

万能レシピ

まるごと野菜のハンバーグ

「まるごと野菜スープ(P38参照)」の野菜を使ったレシピです。
「発酵塩豆腐(P69参照)」を入れてヘルシーに。

材料 2人分

鶏ひき肉……150g

発酵塩豆腐……50g

まるごと野菜スープの野菜……50g

玉ねぎ……1/4個

れんこん……100g

にんにく(みじん切り)……1片分

ナツメグ(パウダー)……少々

パン粉……大さじ1

オリーブオイル……小さじ2

作り方

1. まるごと野菜スープの野菜は　みじん切りにして水けをよくきる。発酵塩豆腐はふきんで包んで固く絞り、水けをきる。玉ねぎはみじん切りにする。れんこんは小さめの乱切りにしてからふきんで包み、包丁の背で叩く。
2. ビニール袋に**1**と、鶏ひき肉、にんにく、ナツメグ、オリーブオイル小さじ１を入れ、袋の上からよくもむ。パン粉を加え、全体がなじむまでさらにもむ。
3. **2**を２等分して直径約７cmの楕円形に丸め、左右の手でキャッチボールをするように投げて空気を抜き、表面をなめらかに仕上げる。
4. フライパンに残りのオリーブオイルを入れて熱し、**3**を並べ入れ、中火で５分焼く。片面に焼き色がついたら返してさらに３～４分焼き、ふたをして弱火で５分ほど蒸し焼きにする。
5. 火を止め、そのまま5分ほど蒸らす。器に盛り、お好みのソースをかけていただく。

Memo

ハンバーグを焼いたフライパンに玉ねぎの薄切り、ケチャップ少々としょうゆをたらし、炒めると美味しいソースができます。

発酵塩納豆のみそわかめ和え

「発酵塩納豆(P65参照)」を使った
免疫力アップのアレンジレシピです。

材料 **2人分**

発酵塩納豆……大さじ2

生わかめ……10g

八丁みそ(または信州みそ)……小さじ1

白いりごま……大さじ1/2

作り方

1. 生わかめは約3cm長さに切る。

2. 発酵塩納豆に八丁みそを加えてよく混ぜ合わせ、**1**を加えて和える。器に盛り、白いりごまをふる。

Memo

生わかめが手に入らない場合は、乾燥わかめまたは塩蔵わかめを塩抜きして使ってください。

発酵塩豆腐のチャンプル

「発酵塩豆腐(P69参照)」を使ったチャンプルです。

材料 **2人分**

発酵塩豆腐……1/2丁
チンゲン菜……1/2把
溶き卵……２個分
塩……少々
米油……大さじ２
もやし……1/2袋
にんじん……５㎝
オイスターソース……小さじ1・1/2
こしょう……少々

作り方

1. もやしは洗って水けをきる。チンゲン菜は葉と茎を分けてそれぞれ５cm長さに切る。にんじんはせん切りにする。

2. フライパンに米油を入れて熱し、にんじんとチンゲン菜の茎を入れて強火で炒める。

3. **2**に発酵塩豆腐を粗くくずしながら、チンゲン菜の葉ともやしも加えて強火でサッと炒め、火を止める。オイスターソースを加え、塩、こしょうをふって再び強火にし、溶き卵を回し入れ、全体を混ぜたら火を止める。

発酵塩豆腐のスイーツ

「発酵塩豆腐(P69参照)」でデザートも。
はちみつをかけていただきます。

材料 **2人分**

発酵塩豆腐……1/2丁

プレーンヨーグルト(無糖)……大さじ1

いちごジャム……大さじ1/2

はちみつ……小さじ1

作り方

1. 5日ほど発酵させた発酵塩豆腐を厚さ3cmほどに切って器に盛る。
2. ヨーグルトをかけ、いちごジャムを添える。はちみつを回しかける。

Memo

あっという間に作れる、舌ざわりがなめらかなレアチーズケーキ風スイーツです。

発酵塩トマトのワカモレバーガー

「発酵塩トマト(P72参照)」を使ったワカモレバーガーです。

材料 2人分

発酵塩トマト……大さじ3　玉ねぎ……1/4個
アボカド……1個　カッテージチーズ……大さじ1・1/2
レタス……1枚　わさび……少々
レモン汁……小さじ2　塩……小さじ1/4
バーガー用バンズ……2個

作り方

1. 発酵塩トマトは約1cm角に切り、玉ねぎはみじん切りにして水けをきっておく。
2. アボカドは種を取ってざく切りにし、ボウルに入れる。スプーンで粗くつぶし、レモン汁を回しかけて混ぜる。さらにカッテージチーズ、塩、わさび、**1**を加えてサッと和える。
3. バンズを横半分に切ってレタス1/2枚をのせ、**2**の半量を盛って、もう片方のバンズではさむ。残りの材料で同様にもう1個作る。

干しきゅうりの福神漬

コリコリした歯ざわりの「干しきゅうり（P80参照）」を使ったお漬物。
約1か月冷蔵保存できます。

材料 **作りやすい分量**

干しきゅうり……10本分
細切り昆布……5g
しょうがのせん切り……1かけ分
酢……100mℓ

A
- しょうゆ……150mℓ
- 砂糖（あればざらめ）……大さじ1
- 塩……大さじ1/2
- みりん……大さじ3

作り方

1. 鍋にAを入れ、沸騰しはじめたら火を止め、干しきゅうり、しょうが、昆布を入れてサッと混ぜる。そのまま冷ます。

2. ボウルにざるを重ね、**1**をこす。

3. ボウルの煮汁だけを鍋に入れて火にかけ、沸騰直前で火を止める。ざるの中身を加えてそのまま冷まし、酢を加える。

4. ジッパー付き保存袋に入れて空気を抜き、冷蔵室で保存する。

なすとピーマンのみそ煮

「干しなす（P80参照）」を使ったみそ煮。
ごはんがよくすすみます。

材料 **2人分**

干しなす……5本分　ピーマン……5個　玉ねぎ……大1個
なたね油……大さじ3　ごま油……少々
A｜しょうがのすりおろし……大さじ1　赤みそ……大さじ4
　｜酒……大さじ4　みりん……大さじ4　ざらめ……大さじ3

作り方

1. 鍋にAを入れ、よく混ぜる。ときどき混ぜながら15分ほど弱火にかけ、火を止める。
2. 玉ねぎはくし形に切りにする。ピーマンはへたとわたを取らずに細切りにする。
3. 大きめのフライパンになたね油大さじ２と玉ねぎを入れて中火にかけ、薄く色づくまで炒める。
4. **3**に残りのなたね油を足し、干しなすを加えて油がなじむまで炒める。ピーマンを加え、しんなりするまでさらに炒める。
5. **1**を加え、大きく混ぜてなじませ、弱火にする。混ぜながら15分ほど煮る。ごま油をふる。
6. 火を止め、保存容器などに移して冷ます。冷蔵庫で保存する（約２週間保存可）。

ベビーほたてのわかめ汁

加熱済で市販されているベビーほたて。
磯の香りたっぷりのみそ汁に。

材料 **2人分**

ベビーほたて……20個　乾燥わかめ……10g
みそ……大さじ2

作り方

1. 乾燥わかめは水に数分つけて戻し、やわらかくなったら水けを絞る。ベビーほたては貝ひもをはずし、貝ひもはみじん切りにする。
2. 鍋に水300mℓ、**1**の貝ひもとわかめを入れ、中火にかける。煮立ったら弱火にし、わかめがトロトロになるまで煮る。
3. ベビーほたての身を加え、さらに1分ほど煮る。
4. みそを溶き入れ、再度沸騰する直前に火を止める。

Memo

たっぷりのわかめとほたてが更年期トラブルの改善に役立ちます。

こんにゃくのコロコロステーキ

胃腸のほうき、こんにゃく料理。
ダイエット食におすすめです。

材料 **2人分**

こんにゃく……1枚　　しょうゆ……大さじ1
柚子こしょう(または練りがらし)……小さじ1

作り方

1. こんにゃくは斜めに切り込みを入れてからひと口大に切る。フライパンを中火で熱し、こんにゃくを入れて水けを飛ばしながら焼く。

2. しょうゆを加え、香りと味をしみこませるようにこがしながら炒める。

3. 器に盛り、柚子こしょうやからしを添える。

Memo

歯ごたえがあって香ばしく、これだけでも満足感が得られます。

緑豆の薬膳カレー

夏の暑さを乗り切るスパイスを効かせたカレー。
こんにゃくを入れて歯ごたえをプラス。

材料 2人分

緑豆(P135参照)……200g
こんにゃく……1/2枚
発酵塩トマト(P72参照)……大さじ3(生トマトでも可)
玉ねぎ(みじん切り)……大1個分
にんにくの薄切り……3片分
しょうがの薄切り……1片分
トマトケチャップ……少々
塩……大さじ1/2
黒こしょう……少々
オリーブ油……大さじ2杯

A
ターメリック……小さじ1・1/2
クミンシード(パウダー)……小さじ1/2
コリアンダー(パウダー)……大さじ1
カレー粉……大さじ1

作り方

1. 緑豆を煮る。鍋に水1ℓを入れて強火にかけ、沸騰したら緑豆を入れる。再度煮立ったら弱火にし、ときどき混ぜながら15～20分煮る。豆の皮が破れはじめたら火を止め、ざるにあけて水けをきる（煮ると3倍くらいに膨らむ）。
2. こんにゃくは縦2㎝×横3㎝、厚さ5㎜ほどに切る。フライパンを中火で熱し、こんにゃくを入れて炒める。水けが飛んで縮んできたら一度取り出す。
3. 同じフライパンにオリーブ油をひき、にんにく、しょうがを入れて弱火で炒める。油に香りが移ったら玉ねぎを加え、飴色になるまで弱火でじっくりと炒める。
4. Aを加え、なじませながら弱火で炒める。
5. 発酵塩トマト（生トマトの場合はざく切りにする）、**1**の2/3量、**2**と水500mℓを加えて中火にする。塩、黒こしょうをふり、15分ほど煮る。
6. 味を見て、トマトケチャップ、塩少々（分量外）で味をととのえる。ご飯やパンとともにいただく。

長芋の五色和え

目も舌も大満足できる
彩りのいい和えものです。

材料 **2人分**

長芋……1本　小松菜……1/2把　にんじん……1/3本
溶き卵……1個分　米油……適量

A
黒いりごま……大さじ1・1/2
白みそ……大さじ1/2
練りがらし……小さじ1/3
マヨネーズ……大さじ3

作り方

1. 小松菜は根元を落として3㎝長さに切る。にんじんは3㎝長さの細切りにする。ともにボウルに入れ、熱湯を注いでふたをし、約2分おいたらザルにあけて水けをきる。長芋はよく洗ってひげを取り、皮つきのまま短冊切りにする。

2. フライパンに米油を薄くひいて熱し、溶き卵の1/3～1/2量を流し入れ、薄くのばす。片面が焼けたら返して20秒ほど焼き、取り出す。同様にして薄焼き卵を2～3枚焼き、細切りにする。

3. ボウルにAを入れて混ぜ合わせる。**1**、**2**を加えて和える。

鶏胸肉とまいたけのオイル煮

筋肉をつけるジューシーな一品。
オイル煮なら鶏胸肉もしっとりとした食感になります。

材料 **2人分**

鶏胸肉……2枚(250g)
にんにく……3片分(みじん切り)
赤唐辛子……1本
粗びき黒こしょう……少々
まいたけ……30g
オリーブオイル……300mℓ
塩……少々

作り方

1. 鶏肉はひと口大に切る。まいたけはほぐす。
2. 鍋にオリーブオイル、にんにく、種を取った赤唐辛子を入れ、中火にかける。泡が立ってきたら、赤唐辛子を取り出す(とっておく)。
3. **2**に鶏肉、まいたけを加え、弱火で20分ほど煮て火を止める。
4. 保存容器に**3**をオイルごと移し、塩、粗びき黒こしょうをふる。**2**で取り出した赤唐辛子を戻す。完全に冷めたら冷蔵室で保存する(約10日間保存可)。

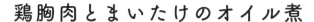

季節野菜のマリネ

**りんご酢を使ったマリネは酸味がまろやか。
酢のものが苦手な人にも食べやすい味です。**

材料 **作りやすい分量**

キャベツ……小1枚　　玉ねぎ……1/4個
にんじん……1/3本　　セロリ……1本
黄パプリカ……1/2個

［マリネ液］
オリーブオイル……大さじ3　ローリエ……1枚
乾燥タイム……少々　赤唐辛子……1本　りんご酢……大さじ2
レモン汁……小さじ2　塩……適量　こしょう……少々

作り方

1. 野菜を食べやすい大きさに切る。
2. 保存容器に**1**を入れ、マリネ液を注ぐ。冷蔵室で保存し、翌日からいただく。

Memo

材料は季節ごとに旬の野菜を使います。

医学的にも正しく日常生活に取り入れやすい食事術です

さがみ生協病院内科部長
牛山元美

アーユルヴェーダ（インド医学）を学ぶセミナーが成田和子さんとの出会いでした。西洋医学とアーユルヴェーダを修めたセミナー主宰者である老医師の体調管理をされている方だと伺い、いったいどんなすごい治療者なのだろうと興味を持ったのがきっかけでした。

その頃、私は内科医になって10年目。思い描いていたよりも患者さんを治せないもどかしさを感じていました。

西洋医学以外の医学、世の中にあるいろんな知恵を知りたいと、大学病院勤務の傍ら、東洋医学を学び、さらに見つけたのがそのアーユルヴェーダのセミナーでした。

そこで出会った成田さんは、医療に関する国家資格がひとつもないのに、なぜか、からだのことをよくご存じで、西洋医学やアーユルヴェーダといった枠を超えた知識を持っていました。彼女が見抜く、相手の体質に合わせた対処法＝食養となって語られる内容は、医師としても素直に納得できるもので驚きました。

その後、できるだけ成田さんが主宰する健康講座に通いました。成田さんが考案された「かかと落とし」やいろいろな体操でからだをほぐし、美味しく発見の多い食事を楽しむ時間は学びの多いものでした。

私自身、診療の中で、成田さんから教わった「白湯」や「まるごと野菜スープ」を患者さんにもおすすめしています。この本を読んであらためてその医学的裏付けに納得し、もっと多くの方におすすめしたくなりました。

成田さんは、相談者の生活を丁寧に聞いて、問題点を見つけ、体質に合う食べ方を考えてくれます。しかも、決して特殊な食事法ではなく、医学的にも正しく、かつ、その人に実現可能な方法なので、日常生活に取り入れやすく無理がありません。

医食同源と知っていても、医師が診察室で食養について語ることは保険診療の中では時間的に難しく、そして実は、医学部では、病気にならないための、その人に合った食養を教える教育は残念ながら欠けています。

医師として、成田さんが本書で語っている食養が困っている方々の手助けになってくれるといいなと思います。

はつらつとされていて、明るい性格。小柄な身体にとてつもないパワーを感じる成田さんは、とても気持ちのよい方です。

そんな気持ちよさを、きっとこの本を読まれた方も感じられたことと思います。

ぜひ、成田さんの温かさに触れながら、ご自分やご家族に合う食べ方やレシピを見つけてみてください。

多くの方がより健康で幸せになられることを願っています。

成田和子 NARITA KAZUKO

食改善アドバイザー。家庭料理研究家。ゆうわ生活主宰。厚生労働省認定健康管理士一般指導員、漢方認定講師、薬膳アドバイザー、薬膳セラピスト、心理カウンセラー。35年にわたり、健康管理士一般指導員として慢性病に悩む高齢者から働き世代まで、その人の食歴をもとに"薬となる食"をアドバイス。講演やセミナー、料理教室なども精力的に行っている。病気知らずの76歳。

食こそ最高の薬になる

2021年2月28日　第1刷発行

著者　成田和子
発行者　大山邦興
発行所　株式会社 飛鳥新社
〒101-0003 東京都千代田区一ツ橋2-4-3 光文恒産ビル
電話 03-3263-7770（営業）
03-3263-7773（編集）
http://www.asukashinsha.co.jp

ブックデザイン　アルビレオ
撮影　原 務
スタイリング　加藤洋子
編集協力　轡田早月
印刷・製本　中央精版印刷株式会社

落丁・乱丁の場合は送料当方負担でお取替えいたします。
小社営業部宛にお送りください。

ISBN978-4-86410-766-2

編集担当　内田 威